Armbrecht
»No Sports?«

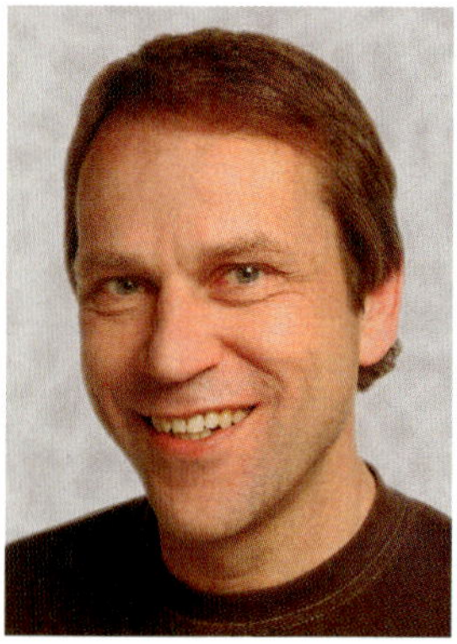

Vita

Dr. med. Axel Armbrecht

Jahrgang 1958, gründete 1995 das Institut für Bewegungstherapie und Rehabilitation, heute leitet er zwei Reha-Zentren für orthopädische Rehabilitation in Eutin und Heiligenhafen. Neben der täglichen Patientenbetreuung hat Dr. Armbrecht sich frühzeitig mit dem Thema „Effektive Gesundheitsprävention" beschäftigt. Zu diesem Thema führt er seit 1995 Seminare durch und berät mehrere Unternehmen im betrieblichen Gesundheitsmanagement. Auch veröffentlichte er wissenschaftliche Dokumentationen mit dem Schwerpunkt „Optimierung von Behandlungsstrategien".

Danksagung

Aus Höflichkeit sollte man als Autor gerade bei einem Erstlingswerk nicht vergessen, den Menschen Dank zu sagen, die nicht auf der Titelseite stehen und doch entscheidend mit zum Gelingen des Buches beigetragen haben. Ich aber möchte diesem Brauch nicht aus Höflichkeit folgen, sondern aus einem inneren Bedürfnis das Team beim Namen zu nennen, das – aus unterschiedlichsten Charakteren zusammengesetzt – nicht locker gelassen hat, bis das Buch vollendet war.

Dr. Elvira Weißmann-Orlowski, Programmplanung, hatte stets die Fäden in der Hand und konnte mal als Frontfrau, mal eindrucksvoll aus dem Hintergrund agierend, mit Intuition und Professionalität die Prozesse am Laufen halten. Helga Kronthaler, Lektorat, bestach durch ihre Kontinuität und Zielstrebigkeit, ohne die Termine sicher nicht eingehalten worden wären, Dominique Loenicker, Layout, und Fridhelm Volk, Foto, bewiesen, dass sie mit Gelassenheit und Kreativität jede Hürde nehmen konnten. Bis zuletzt war die Fantasie von Angelika Märtterer gefragt, um mit den eindrucksvollen Zeichnungen der Geschichte erst den richtigen Drive zu geben. Kai Mehrens brachte als Physiotherapeut und Tai-Chi-Lehrer seine Erfahrungen und sein Können ein, um als Modell die Übungen aussagekräftig zu machen. Besonderen Dank aber möchte ich Maria Hartmann aussprechen, die unermüdlich mit ihren Ideen all die Lücken schloss, die der Autor allein nicht hätte stopfen können. Zusätzliche Motivation ergab sich aus diversen Arbeitssitzungen, wovon eine, für das Team bezeichnend, in der Weinstube Fröhlich in Stuttgart stattfand. Möge der Leser von den Gedanken in jeder Weise profitieren und das Buch nicht nur als Ratgeber, sondern auch mit Spaß entdecken.

Dr. med. Axel Armbrecht

»No Sports?«

21 bequeme Schritte
zu mehr Bewegung:
- gezielt
- schnell
- effizient

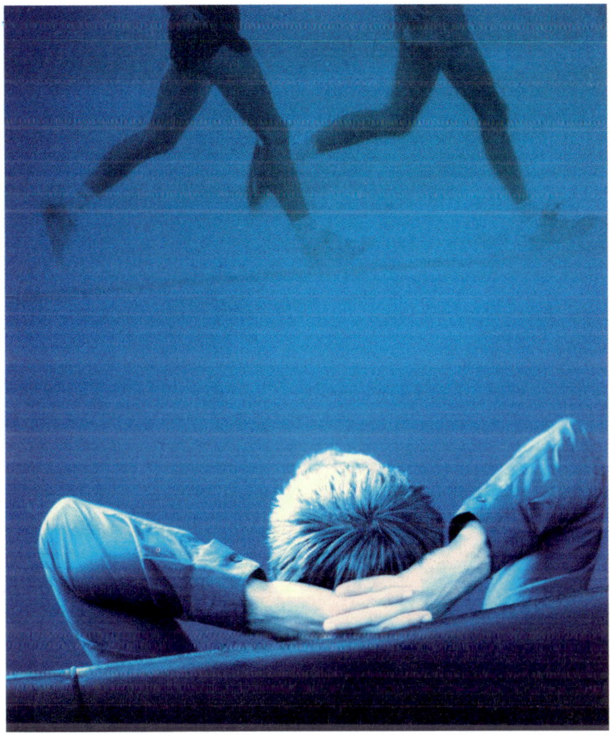

Haug

Inhalt

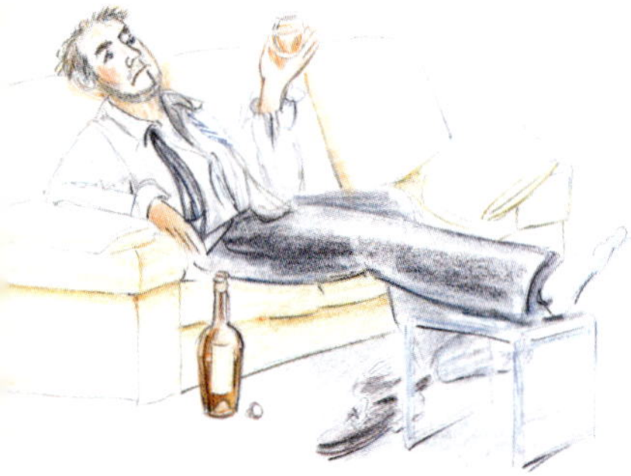

Was macht „Mann“, wenn die Batterien leer sind **Seite 74**

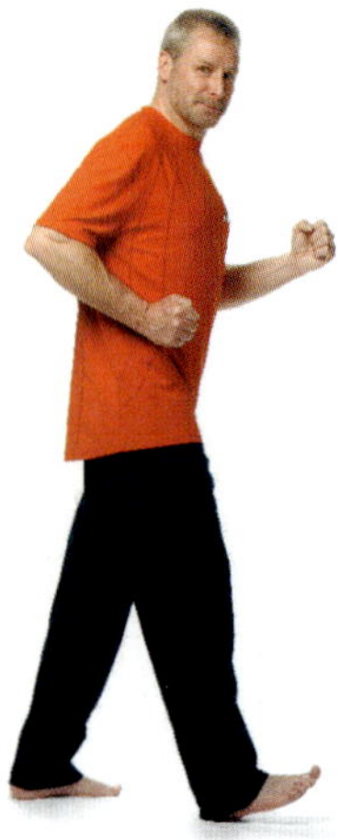

„Aufrecht durch´s Leben!“ Die Technik dazu auf **Seite 30**

„Siegen“ will gelernt sein! Der Weg in die richtige Richtung auf **Seite 118**

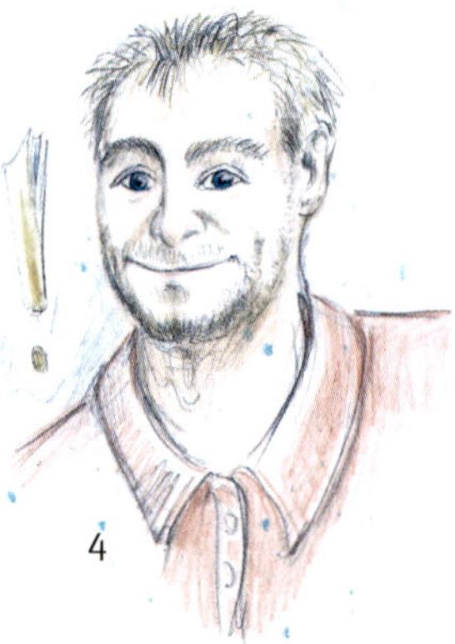

BEWUSSTSEINSKRISE

NIEDERLAGEN

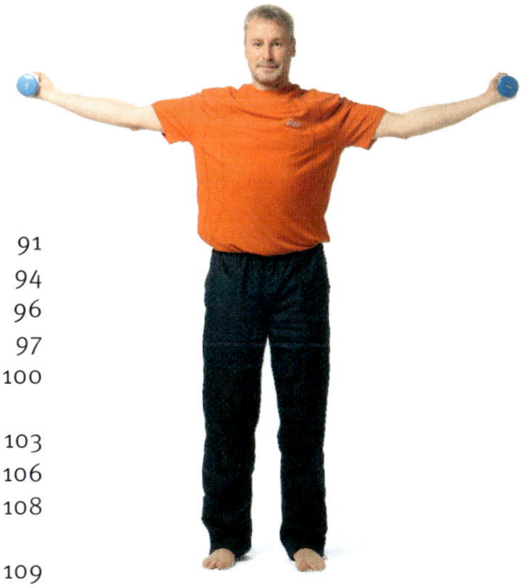

„Kraft“ ist nicht selbstverständlich, aber leicht zu erlernen. **Seite 24**

NEUE IDENTITÄT

Anhang

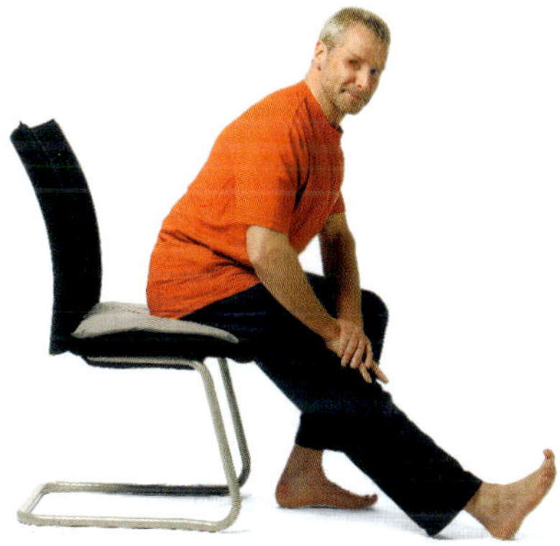

„Flexibel bleiben“ heißt auch in den Gelenken „beweglich sein“. **Seite 67**

„Tour de France“, praktisch und alltagsgerecht auf **Seite 145**

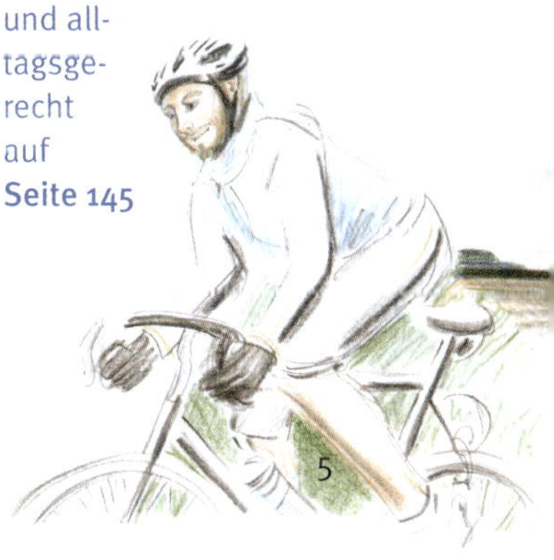

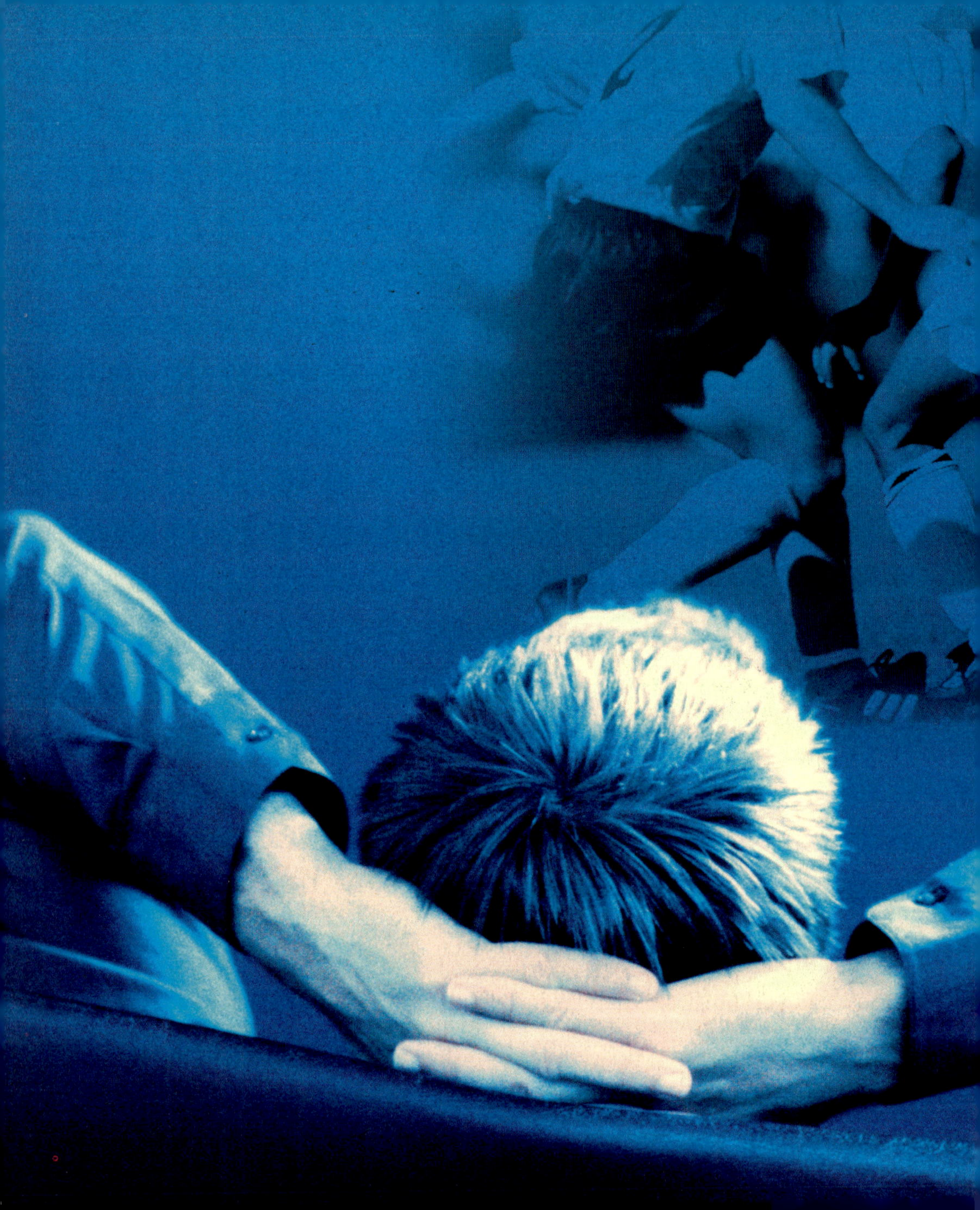

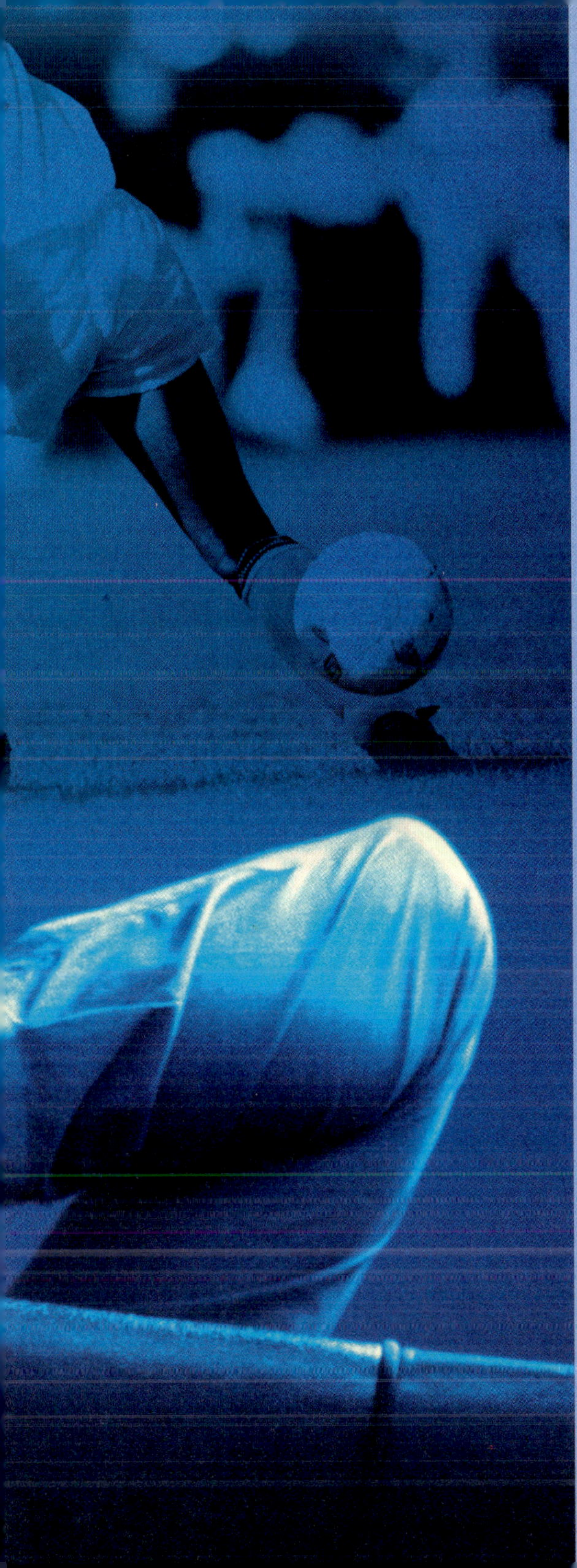

BEWUSSTSEINSKRISE

Kennen Sie das? Mann denkt, er hat das Leben im Griff. Alles ist geordnet, alles geht seinen Gang. Zufriedenheit und Gemütlichkeit sind angesagt. Und plötzlich, ohne Vorwarnung werden Sie aus dem Wohlgefühl gerissen. Der Boden unter Ihren Füßen beginnt zu schwanken und Sie verlieren die Orientierung.

No Sports – aus Überzeugung

Eigentlich hatte ich immer gedacht, ich sei gut versorgt, ausgeglichen, glücklich, mir könne nichts passieren ... Ich freute mich meines Lebens, das geprägt von Gewohnheiten und gelegentlichen Stressattacken relativ geordnet verlief – bis eines Tages, ohne jegliche Vorwarnung, alles Vertraute und Gewohnte in Frage gestellt wurde. Nein, keine Krankheit. Ich erfreute mich bester Gesundheit, zumindest hatte mir mein Arzt beim letzten Besuch versichert, dass alle Blutwerte noch im Normbereich eines 45-Jährigen seien. Was auch immer die Anspielung auf mein Alter bedeuten sollte – aber normal war normal. Was wollte ich mehr? Nein, auch mein Job war nicht gefährdet. Als Versicherungsagent hatte ich zwar ständig um neue Verträge zu kämpfen, musste neue Sollzahlen erreichen und auch noch mit der Gesetzgebung ringen. Aber ich hatte einen umfangreichen Kundenstamm, immer solide Arbeit geleistet und so ein angemessenes Einkommen, eine gemütliche Eigentumswohnung, ein schickes Auto und eine glückliche Familie ...

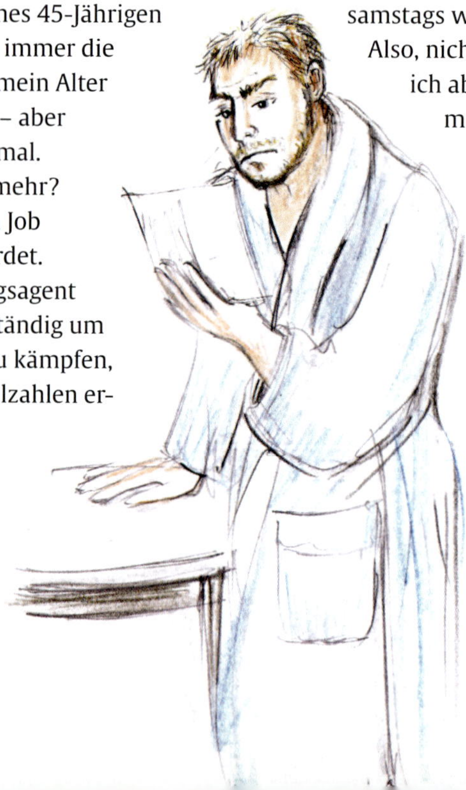

Böses Erwachen

Es war ein ganz normaler Samstagmorgen. Die Nacht war – das kam hin und wieder mal vor – durch den Besuch einiger Freunde und das Testen neuer Weinsorten etwas kurz geworden. Doch samstags war Zeit zum Ausschlafen. Also, nichts Ungewöhnliches. Als ich aber an diesem Samstagmorgen noch ziemlich schlaftrunken die Küche betrat und eigentlich erwartete, einen reichlich gedeckten Frühstückstisch vorzufinden, starrte mir lediglich ein von Hand beschriebenes Blatt Papier entgegen. Es lag gut positioniert in der Mitte des leeren Tisches.

„Du bist langweilig. Leb wohl!" Sabine

war ausgezogen. Kurz und knapp hatte sie das ausgedrückt, was ich nie für möglich gehalten hatte. Aber so war sie. Mein Kreislauf, dem der Restalkohol noch schwer zu schaffen machte, hatte arge Mühe, ausreichend Sauerstoff zur Aufrechterhaltung meiner Hirnfunktionen zu liefern. Mein Gleichgewichtsorgan kämpfte gegen die Pendelbewegung des Oberkörpers. Meine Unterschenkelmuskulatur versuchte verzweifelt, die nötige Haltespannung aufzubauen.

Geschockt!

Ein einziger Satz beendete 22 lange Ehejahre. Eine Liebe, die einst so furios begonnen hatte, sollte zu Ende sein? Ein wohl geordnetes Leben verlor seine Strukturen. Warum gerade jetzt??? Vor anderthalb Jahren hatten wir für unsere beiden Kinder den Umzug an deren Studienort organisiert. Kurz darauf hatten wir unser großes Haus im Grünen verkauft und lebten seither in einer urgemütlichen Eigentumswohnung mit Hausmeisterservice. Mein Job lief hervorragend. Noch gestern hatte sich Michael bewundernd über unsere gute finanzielle Situation geäußert. Und nun das?

Profi-Tipp

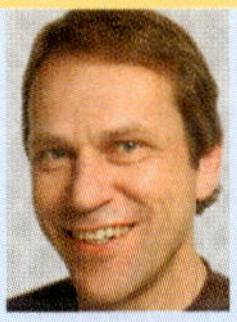

Stärken Sie Ihr Selbstwertgefühl

Die unerwartete Trennung vom Lebenspartner ist einer der größten Stressfaktoren, mit denen man heutzutage konfrontiert werden kann. Sie stellt den heftigsten Angriff auf das Selbstbewusstsein dar. Die ganze Lebensplanung gerät durcheinander, bisherige Orientierungspunkte verschwimmen. Bevor Sie die Kraft entwickeln, diesen Einschnitt zu analysieren, sollten Sie sich der Elemente vergewissern, die Ihr Selbstwertgefühl aufrecht halten: Freunde, Hobby oder Beruf.

Ein Irrtum, oder?

Nachdem ich die erste Schockwelle dank einiger Tassen schwarzem Kaffee und einem Liter Mineralwasser kompensiert hatte, versuchte ich Sabine zu erreichen. Es musste einfach ein Irrtum sein! Unser „Glück", um das uns doch zahlreiche Freunde beneideten, konnte nicht so jäh zerbrochen sein. Vermutlich hatte nur irgendein überzogener Illustriertenartikel über erfolgreiche Mittvierzigerinnen Sabine etwas aus der Balance gebracht. Oder hatte vielleicht der Kampf gegen die biologische Uhr diesen „Ausbruch" provoziert?

Sabines Handy war abgeschaltet. Bei meiner Schwiegermutter wollte ich nicht anrufen, dies hätte sofort zu unangenehmen Nachfragen geführt. Und Sabines beste Freundin pflegte samstags immer zu bummeln, handylos. Keine Chance, sie vor dem späten Nachmittag zu sprechen.

Verletzung, Schmerzen, Herzbluten. Gab es da vielleicht einen anderen? Unwahrscheinlich, das hätte sie geschrieben. Außerdem war der Grund eindeutig und klar formuliert. Drei Wörter, die wirkten wie ein kalter Wasserstrahl am Morgen oder wie ein unerwarteter Biss auf eine Peperoni. Der Wachzustand meiner grauen Zellen war nun nicht mehr zu toppen. Drei Wörter, die mich im Zentrum meines Stolzes trafen:

Du bist langweilig!

Was war an unserem Leben denn langweilig? Ich hatte einen harten Job zu erledigen. Es war immer genügend Geld auf dem Konto, die neue Eigentumswohnung war abbezahlt und jedes Jahr leisteten wir uns drei Urlaubswochen in einem schicken Hotel in Italien. All das war ja wohl nicht selbstverständlich für jede Frau?! Gewiss, früher hatten wir mehr gemeinsam unternommen, aber mit zunehmender Verantwortung im Beruf war eben auch mein Bedürfnis nach Erholung und Entspannung gestiegen. Zugegeben, der Umfang meiner Körperformen hatte sich in den letzten Jahren parallel zu meinem vermehrten Bedürfnis nach Erholung entwickelt. Aber das ging doch anderen Männern ebenso.

Der ewige Zankapfel

Doch ich konnte mir schon vorstellen, was sie aus dem Haus getrieben haben konnte. Sie hatte das Fitnessstudio entdeckt und meinte nun, es gehöre heutzutage zu einem erfüllten Leben, sich mindestens dreimal in der Woche in einen schweißtriefenden Zustand zu versetzen. Ständig hatte sie mir in den Ohren gelegen mit ihrem Wunsch, es ihr doch gleichzutun.

Aber ich hatte nicht die Zeit, mich drei Abende in der Woche freizumachen, das erlaubte mein Job nicht! Und we-

Wissen

Unterschiedliche Interessen
In Deutschland sind 4,8 % der erwachsenen Bevölkerung in Fitnessstudios organisiert. Aus den USA wissen wir, dass die Zahlen seit einigen Jahren konstant bei etwa 9 % liegen. Das bedeutet wiederum, 90 % der Bevölkerung lassen sich durch Angebote der Fitnessstudios langfristig nicht ansprechen. So ist es völlig normal, dass in einer Partnerschaft nicht beide dem gleichen Aktivitätsmuster entsprechen.

AUS DER PRAXIS

Vorsorgen ist besser als nachsorgen

Was kann Vorsorge leisten? Viel wird im Moment über die Notwendigkeit von Darmspiegelungen zur Früherkennung von Darmkrebs diskutiert. Zwar ist diese Untersuchung lästig. Doch können gerade dadurch diese heimtückischen Erkrankungen zu einem Zeitpunkt entdeckt werden, zu dem eine fast 100%ige Heilungschance gegeben ist. Nach dem 40sten Lebensjahr sollten Sie sich wenigstens einmal diesem Thema stellen. So kann Ihr Arzt abschätzen, ob eine besondere Gefährdung vorliegt. Anders verhält es sich mit den Messungen zur Bestimmung des Kalksalzgehaltes der Knochen, um das Osteoporoserisiko einschätzen zu können. Diese Messungen sind umstritten, weil sich die Mediziner nicht einig sind, ob sich über den Knochendichtewert wirklich das vorhandene Risiko bestimmen lässt. Wird jedoch ein hohes Risiko festgestellt, ist der Einfluss, den man durch Medikamente nehmen kann, um das Risiko abzufangen, gering. Die einzige ursächliche Behandlung besteht in regelmäßiger Bewegung und sanfter Belastung.

niger war nach ihrer Auffassung nicht ausreichend. Die Zahl unserer gemeinsamen Abende wurde entsprechend immer spärlicher und die Pflege unseres Freundeskreises wurde paritätisch geteilt: Sie kümmerte sich um die sportlich Ambitionierten, ich beschränkte mich auf die in diesem Sektor eher zurückhaltenden Weggenossen. Klar, die Gemeinschaft litt unter dieser Entwicklung, aber was hätte ich tun sollen? Ich glaubte zweifellos, dass sportliche Betätigung auch in fortgeschrittenem Alter eine Befriedigung auslösen konnte. Doch mir hatte die Instandhaltung unseres ehemaligen Grundstücks samt Rasenmähen im Sommer, Heckenschneiden im Herbst und Schneeschippen im Winter völlig ausgereicht.

Sport war absolut nicht mein Ding!

Mein Großvater wurde 83 Jahre alt, ohne auch nur einmal in einem Sportdress gesichtet worden zu sein. Außerdem hatte erst neulich eine amerikanische Forschergruppe festgestellt, dass 25 Prozent der Bevölkerung auf Ausdauertraining nicht mit den erhofften gesundheitlichen Vorteilen reagieren. Und nun hatte mein Arzt ja bestätigt, dass meine Werte normal waren. Sicher konnte man immer noch ein bisschen mehr tun, um die Figur zu optimieren und sein Leben aktiver zu gestalten. Man wurde ja auch in jeder Zeitschrift und in jedem Fernsehprogramm geradezu mit Vorschlägen und Angeboten zum Megatrend „Wellness und Gesundheit“ überhäuft.

Vorsorgeuntersuchungen

Ärztliche Vorsorgeuntersuchungen dienen der Früherkennung von folgenschweren Krankheiten. Meist führt der Hausarzt die Untersuchung durch, die bei Männern ab dem 40. Lebensjahr und bei Frauen ab dem 30. Lebensjahr kostenfrei ist. Dazu gehören neben dem körperlichen Check auch Blutdruckmessungen und Blutuntersuchungen. Gesucht wird nach Herz-Kreislauf-Erkrankungen, Stoffwechselstörungen wie Diabetes oder Gicht, Krebserkrankungen oder Einschränkungen der Leberfunktion. Diese Gesundheitschecks haben sich bewährt, weil sich dadurch viele lebensbedrohliche Gesundheitsstörungen frühzeitig erkennen und meist auch erfolgreich behandeln lassen. Eine Garantie für eine stabile Gesundheit geben sie aber selbst bei normalen Ergebnissen nicht.

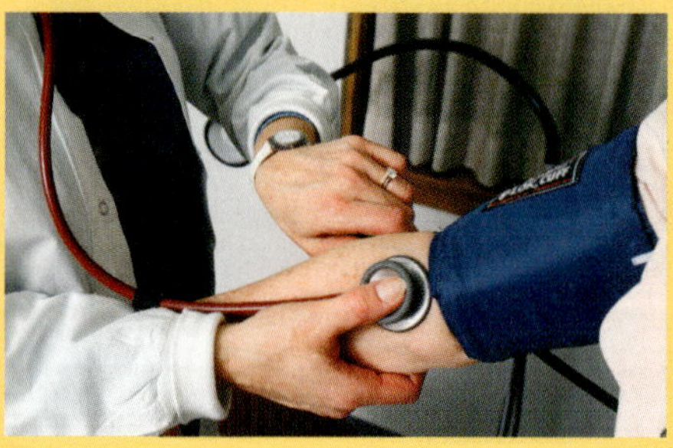

Zahl der in Anspruch genommenen Vorsorgeuntersuchungen in Deutschland:
Frauen: 58 %
Männer: 24 %
Prozentangaben beziehen sich auf Bevölkerung über 35 Jahren.

Gesundheitsvorsorge ist die beste Medizin

Gern werden diese „Vorsorge"-Untersuchungen gerade von Politikern mit Gesundheitsvorsorge verwechselt. Gesundheitsvorsorge oder Gesundheitsprävention meint einen gesundheitsorientierten Lebensstil, der Bewegungsmangel ausgleicht, in den eine ausgewogene gesunde Ernährung einfließt und der Risikofaktoren wie Rauchen oder Alkoholgenuss gar nicht oder nur in kleinen Mengen zulässt. Trotz zahlreicher von den Krankenkassen unterstützten Aufklärungskampagnen und Präventionskurse konnte in Deutschland bisher kein Erfolg in der Vorsorge erreicht werden. Eine Studie der Weltgesundheitsorganisation (WHO) bescheinigte, dass Deutschland im Vergleich zwischen Investition und Effizienz zwar den 1. Platz in der Notfallmedizin, aber nur den 53. Platz in der Gesundheitsvorsorge inne hat.

Die Kombination macht's

Ob solche Vergleiche das tatsächliche Ausmaß des Problems wiedergeben, ist fraglich. Aber sie deuten doch an, dass bei der praktischen Umsetzung des vorhandenen Wissens noch eine Menge zu lernen ist. In jedem Fall reduziert ein gesunder Lebensstil die Gefahr, dass der nächste Gesundheitscheck Auffälligkeiten zutage fördert. Deswegen ist beides sinnvoll: regelmäßiger Gesundheitscheck und gesunder Lebensstil.

Die angebotenen ärztlichen Ratschläge hörten sich immer toll an. Wenn diese Berufsgruppe doch nur selbst einmal so leben würde, wie sie es ständig empfahl. Diese Berichte brachten mich immer auf Puls 180. Wahrscheinlich gab es unter der männlichen Bevölkerung in den letzten Jahren mehr Herzinfarkte nach Diskussionen über die gesundheitliche Wirkung des Sports als durch beruflichen Stress. Nein, zum Thema Sport hatte ich eine andere Meinung! Da hielt ich es mit Winston Churchill, der rauchte und soff, zu seinem gewaltigen Übergewicht stand und dennoch 88 Jahre alt wurde. Sein Motto lautete „No Sports". Und das war auch meins!

Profi-Tipp

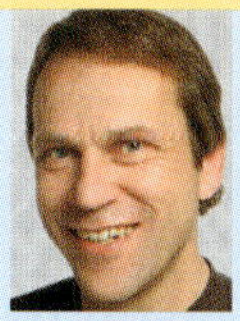

Alkohol – Lösung bei Stress?
Verständlicherweise neigt man gerade in außergewöhnlichen Stresssituationen dazu, mit Alkohol die Spannung auszugleichen, die sich im Körper aufgebaut hat. Doch nicht nur der nächste Tag leidet unter den Folgen des Alkohols, auch die Probleme lösen sich so nicht. Tun Sie sich lieber etwas Gutes. Das hilft, um die Spannung wirkungsvoll abzubauen. Nehmen Sie ein ausgedehntes Bad, sehen Sie sich einen netten Kinofilm an, gehen Sie gut essen. Seien Sie sich etwas wert. Dann findet Ihre Seele schneller zurück zu Ausgeglichenheit und Ruhe.

Im Whirlpool der Gefühle

Der Tag verging, ohne dass ich neue Erkenntnisse über die Hintergründe der offensichtlichen Trennung erfahren konnte. Ich war unfähig, mich aufzuraffen und fand mich noch am späten Nachmittag im Pyjama wieder. Die Gedanken kreisten um diesen Zettel. Wut wechselte mit Trauer, Aggression mit Niedergeschlagenheit. Schon ging die Hand zur Weinflasche. Aber nein, das konnte nicht die passende Reaktion sein. War man langweilig, wenn man sich abends auf ein schönes Fußballspiel im Fernsehen freute? Schließlich genossen die Fußballspieler schon gesamtgesellschaftliche Anerkennung. Und einer Fußballweltmeisterschaft wurde inzwischen ein größerer Wachstumsschub für die Wirtschaft zugetraut als jeder Steuersenkung.

Gegen Abend hatte ich dann das Gefühl, dass mir gleich die Decke auf den Kopf fallen würde. Mein verletzter Stolz trieb mich um. Ich musste unbedingt raus und ging erst mal eine Runde im Park spazieren. In mir regte sich nun ein Gefühl, das der Mischung eines Cocktails entsprach. Ein Gefühl bestehend aus einem Teil Verletzung, zwei Teilen Stolz und einem Teil Hilflosigkeit, garniert mit einer Prise Abgeschlagenheit, aber drapiert mit einer angezündeten Wunderkerze. Und dieser „Drink" verdiente den Namen „Nun erst recht!"

Nicht mit mir!

Ich spürte Trotz. Ich war gern so, wie ich war. Aber langweilig zu sein, das traf mich tief. Es konnte doch nicht angehen, dass nur die sportgeilen Kraftprotze aus der Muckibude heutzutage den Ton angaben und die Mädels für sich begeisterten. Denen würde ich es zeigen! Das wollte ich nicht auf mir sitzen lassen. Da war eine Entschlusskraft, die Veränderung versprach. Ich wollte der Welt zeigen, dass ich alles andere als langweilig war. Ich würde beweisen, dass man mich bewundern konnte, ohne dass ich mich einem Fitnesswahn unterwarf. Ich wusste jetzt, was ich wollte, nur nicht, wie ich es umsetzen sollte. So ähnlich wie bei einem Automotor, über dessen neuen satten Sound man sich wunderte und nicht merkte, dass der Auspuff nur ein Loch hatte.

Wissen

Welches ist die richtige Sportart?
Die Empfehlungen für ein gesundheitsorientiertes Training basieren meist auf der Annahme, dass alle die gleichen Vorteile erzielen können. Dies erweist sich, wie eine breit angelegte Studie zeigt, oft als Trugschluss. Mehr als 300 Personen absolvierten über 3 Monate hinweg ein Fahrrad-Ergometer-Training. Dabei zeigte sich, dass 25 % der Teilnehmer keine Verbesserung ihrer Kreislaufwerte erzielten. Das bedeutet: Nicht alles hilft jedem.

Aber was sollte ich tun? Ich war kein Kämpfer, der mit roten Rosen im Arm und längst verblasstem Charme die Holde zur Umkehr bewegen konnte, um sie zurückzuerobern. Michael, den ich als Ersten einweihte, bot mir spontan seine Ferienwohnung auf Langeoog an. Dort konnte man sich gerade um diese Jahreszeit so richtig den Wind um die Nase pusten lassen und auf andere Gedanken kommen. Und Christian schlug mir eine Single-Reise an die türkische Riviera vor, „all inclusive" versteht sich. Das waren natürlich alles gut gemeinte Angebote. Aber kein wirkliches Verständnis für mein Problem.

Der rettende Strohhalm

Seit Sabines Auszug war eine Woche vergangen. Es war ein Samstagmorgen und die Nacht zuvor hatte ich mal wieder ausgiebig dem Fernseher und dem Wein zugesprochen. Als ich gerade am Briefkasten hantierte, trat Frank, unser Hausmeister, auf mich zu. Frank war kein gewöhnlicher Hausmeister. Er war nicht so, wie man sich Hausmeister gemeinhin vorstellte: grauer Kittel, offen getragen, mit riesigem Schlüsselbund in den ausgebeulten Taschen, schlürfender Gang, sparsame Bewegungsmuster, ausgedünntes Haupthaar „à la Hausmeister Krause“. Nein, Frank war ein lebenslustiger Typ. Er war Anfang dreißig, braun gebrannt, voll durchtrainiert, immer lächelnd und meist mit sehr ansprechenden, attraktiven Damen liiert. Hatte mich schon oft gefragt, wie er das machte. Genauso oft hatte ich mich aber auch gefragt, was ihm an diesem Job so gefiel? Bisher war es aber noch zu keinem längeren Gespräch zwischen uns gekommen, obwohl er immer sehr freundlich mir gegenüber war.

Immer und überall erreichbar

Und sehr hilfsbereit, wenn etwas in unserer Wohnung nicht funktionierte oder ich mal wieder nicht die ausreichenden handwerklichen Fähigkeiten besaß, um die innenarchitektonischen Wünsche meiner Frau umzusetzen. Er wohnte, wie es sich für einen guten Hausmeister gehörte, im Erdgeschoss in einer kleinen Zweizimmerwohnung und war fast rund um die Uhr erreichbar. Wenn er mal nicht anzutreffen war, genügte ein kleiner Zettel – innerhalb von 24 Stunden war das Problem beseitigt. Eigentlich ein prima Kerl.

Dieser Frank kam nun von der Seite auf mich zu, während ich noch umständlich die Reklamesendungen aus der Post sortierte. Er legte seine Hand auf meine rechte Schulter und sagte mit seiner angenehmen tiefen Stimme: „Herr Fröhlich, das mit Ihrer Frau tut mir Leid“. Ich erschrak. Woher wusste er? Was ging ihn das überhaupt an? War ich schon zum Gespött der Hausbewohner geworden? Aber dann überkam mich auf einmal ein angenehmes, ja fast wohltuendes Gefühl, das die aufrichtige Anteilnahme dieses Mannes ausgelöst hatte. Selbstverständlich hatte ich nach der Trennung von vielen Geschlechtsgenossen aus meinem Freundeskreis wortgewaltige Anteilnahme erfahren. Und sicher hatten es alle auch ehrlich gemeint mit ihren Empfindungen. Doch

AUS DER PRAXIS

Zeigen Sie Gefühle

Werden wir plötzlich und unvorbereitet mit dem Leid anderer Menschen konfrontiert, ob Tod, Krankheit oder Trennung, dann ringen wir meist verzweifelt nach Worten. Häufig quält uns die eigene Unsicherheit mehr als den Getroffenen. Viel einfacher ist es, je nach Vertrautheit, das eigene Mitgefühl mit einer Geste auszudrücken. Halten Sie seine Hand, legen Sie den Arm auf seine Schulter oder nehmen Sie die Person in den Arm. Das gibt dem anderen das Gefühl, verstanden zu werden und nicht allein zu sein. Mehr ist am Anfang bei einer solchen Begegnung gar nicht nötig.

so eine kleine, unkomplizierte Geste ließ das erste Mal die Ahnung in mir aufkeimen, hier versteht dich einer wirklich.

Eine folgenreiche Begegnung

Im ersten Moment war ich jedoch so verdattert, dass ich nur verlegen nuschelte: „Ist schon gut, Frank.“ Wir Hausbewohner sprachen ihn alle mit dem Vornamen an und duzten ihn, während er uns höflich immer siezte. Ich hatte nie darüber nachgedacht, ob diese offensichtlich antiquierte Hierarchie noch zeitgemäß war. Doch in diesem Augenblick wäre mir an einer freundschaftlicheren Beziehung zu ihm gelegen. Obwohl unsere Begegnung nur wenige Sekunden dauerte, tat sie mir gut.

Als Frank seine Hand zurückzog, fügte er noch hinzu: „Ich kenn das“, und wollte schon wieder davoneilen. Anscheinend war er von seiner Solidaritätsbekundung ebenso überrascht. Ich erwiderte nur kurz: „Können ja mal ein Bier trinken gehen.“ Er nickte kurz, dann war er verschwunden. Es war einfach wohltuend, in einer solchen Schmerzphase einen Menschen zu erleben, der nicht viele Fragen stellte, sondern einfach mitempfand. Kurz und knapp, klar und deutlich.

Es fehlte nicht nur der tägliche Austausch mit der Vertrauten, die tröstete, wenn mal der Tag nicht so gut gelaufen war, die Entscheidungen mittrug und die mir mit ihrer Zärtlichkeit Kraft gab. Auch in der Öffentlichkeit fühlte ich mich unsicher. Ein Teil von mir war verloren, meine Persönlichkeit wirkte verletzt. Traf ich Bekannte oder Freunde, vermied ich die üblichen Fragen nach dem Befinden des Partners, weil ich selbst auch nicht danach gefragt werden wollte. Kam das Gespräch dann doch auf Sabine, wand ich mich wie ein Aal. Erst wenn ich gar nicht mehr ausweichen konnte, bekannte ich meine neue Situation. Die Reaktionen waren unterschiedlich. Die einen ließen es bei Floskeln bewenden: „Kommt in den besten Familien vor.“ Das war mir am liebsten. Die anderen drückten ihr Bedauern aus. Manchmal entstand eine Stimmung wie auf einer Beerdigung. Ist ja auch ziemlich ähnlich.

Soweit es ging, mied ich jede Form von gesellschaftlichem Kontakt. Am liebsten verkroch ich mich nach Feierabend in meiner Höhle, genoss den Wein wie einen alten, aber zuverlässigen Freund und fand in meinem Fernseher einen Partner, der keine Fragen stellte und mir die Welt in bunten Farben vorspielte. Krimis wurden zu meiner Leidenschaft, weil es den Beteiligten oft noch schlimmer erging als mir. Nur bei Liebesfilmen musste ich wegzappen. Da wurde mir zu schwer ums Herz.

Spazieren gehen

Der Kopf ist voll, die Gedanken kreisen, kein neuer Lichtblick seit Minuten, Stunden. Sie raufen sich die Haare, es nützt nichts. Auch der vierte Kaffee schafft keine neuen Erkenntnisse. Erfolg versprechender ist es jetzt, raus an die frische Luft zu gehen. Falls es regnet, gibt es wasserfeste Kleidung und einen Schirm. Spazieren Sie einmal um den Block oder durch den Park. Mehr Sauerstoff für die grauen Zellen und mehr Durchblutung durch die körperliche Aktivität, davon profitiert das Gehirn. Aus der Ausweglosigkeit bahnt sich ein neuer Weg.

Bewegung mobilisiert das Gehirn

Schon Sokrates im alten Griechenland forderte die Athener Ratsherren auf, ihre Sitzungen doch im Gehen abzuhalten: Dann könnten sie sich besser konzentrieren und ihre Diskussionen wären erfolgreicher. Auch von Albert Einstein wissen wir, dass die zündenden Gedanken aus den Diskussionen mit seinen Wissenschaftskollegen auf Bergwanderungen entstanden sind. Daher der Ratschlag: Immer wenn Sie sich festgebissen haben, lassen Sie Ihren Körper aktiv werden.

Aktivitäten vorbeugend planen

Der Arbeits- oder Schulweg bietet eine ideale Chance zu einer kleinen Pulsbeschleunigung. Machen Sie aus der Begleitung ihrer Kinder zur Schule ein Familienerlebnis, indem Sie gemeinsam marschieren. Das stärkt nicht nur das Kreislaufsystem, sondern dank der besseren Hirndurchblutung und Sauerstoffversorgung können sich Ihre Kinder besser konzentrieren und schreiben bessere Klassenarbeiten. Ihre eigene Kreativität wird sich ebenfalls merklich steigern. Oder parken Sie Ihr Auto nicht direkt vor dem Büro, sondern 2 Kilometer vorher. Gehen Sie mit zügigen Schritten zur Arbeit und Ihre Laune wird sich trotz der bevorstehenden Arbeit ins Positive verwandeln. Abends gehen Sie die Strecke dann zügig zurück. Dabei können Sie Stress abbauen – Sie gehen gut gelaunt in den Feierabend.

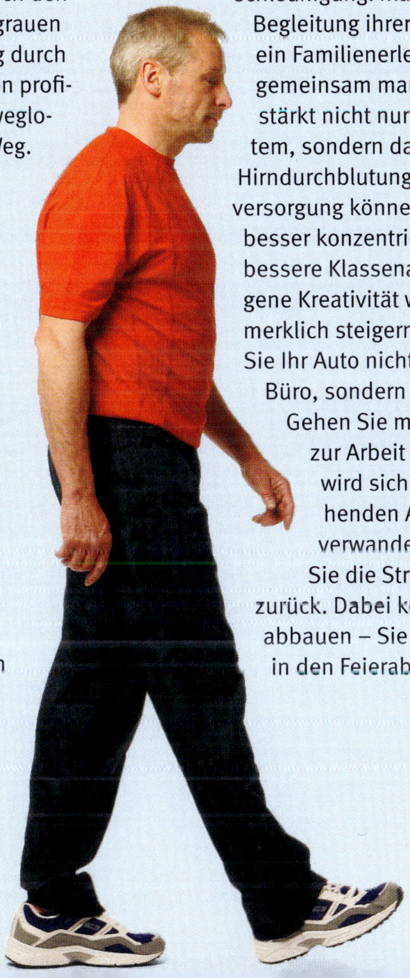

Gebeugt oder aufrecht durchs Leben

Es war einer jener Tage, die grau und düster begannen, so blieben, um dann doch noch völlig unerwartet mit einem versöhnenden Sonnenuntergang zu enden. Wie immer samstagnachmittags wartete ich auf die Sportschau, die Fußball-Bundesliga. Ich selbst hatte meine Fußballerkarriere bereits in der Jugend wegen einer anhaltenden Formkrise aufgeben müssen. Doch dieses Spiel, ein ehrlicher Kampf unter Männern, hatte mich von jeher fasziniert. Natürlich war ich meinem Lieblingsverein, Hannover 96, aus alter Heimatverbundenheit immer treu geblieben. Und dieses Jahr standen die Jungs auch nicht so schlecht da.

Stress am Samstagabend

Und nun musste ich kurz vor Beginn der Sportsendung feststellen – das sorgsam gekühlte Bier stand schon auf dem Couchtisch –, dass ein gar nicht mal so heftiger Sturm an unserer Satellitenschüssel gezerrt hatte. Die Einstellung war mal wieder flöten. Nur ungern erinnerte ich mich in diesem Augenblick an Sabines mehrfache Ermahnungen, endlich die Befestigungsschrauben der Satellitenschüssel nachzuziehen. Schon des Öfteren hatte ich das Ding – auf dem Balkon auf der Trittleiter stehend – neu ausgerichtet, während Sabine das Bild kontrollierte. Nun war sie weg und niemand da, der mir Bescheid geben konnte, wann der Satellit wieder gefunden war. Man konnte jetzt natürlich sagen, selber schuld. Warum wurden nicht schon bei der ersten Störung die Schrauben richtig angezogen. Schlau geredet! Auch die erste Störung trat auf, als ein „wichtiges“ Spiel gerade begann.

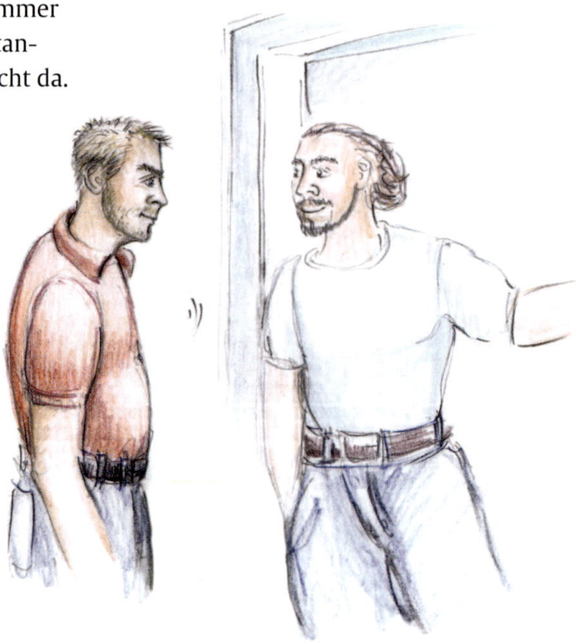

Da war keine Zeit, ausgedehnte Reparaturen durchzuführen. Und hinterher war es dunkel. Manche Probleme brauchten halt ihre Zeit, bis Lösungen gefunden waren. Nun ja, Sabine hatte dazu eine andere Meinung! Meine Verspannungen im Rücken, die den ganzen Tag über rumort hatten, machten sich schlagartig wieder bemerkbar. Es war manchmal wirklich zum Verzweifeln. Ausgerechnet heute! Ausgerechnet jetzt!!

Wissen

Stress schadet auch dem Rücken
Stress, ob beruflich oder privat, fördert Verspannungen. Die Stresshormone bringen die Muskulatur in eine höhere Arbeitsbereitschaft und Spannung. Stimmt die Haltung nicht, verstärkt sich diese Fehlhaltung durch die vermehrte Spannung. Über 70 % aller Bandscheibenvorfälle entstehen in Stresssituationen.

Helfer in der Not

Da fiel mir unser stets hilfsbereiter Hausmeister ein. Er war ebenfalls fußballbegeistert und würde daher sicher keine Sekunde zögern, mir in dieser Notsituation beizustehen. Was war es doch für ein besonderer Service unserer Hausbesitzerin, den Verwalter in einer Dienstwohnung im gleichen Haus wohnen zu lassen! Noch nie war ich in seiner Wohnung gewesen. Dass ich nicht eine verqualmte Bude und leere Bierflaschen im Flur erwarten musste, hatte mir seine angenehme Erscheinung schon deutlich gemacht. Auch leicht bekleideter Damenbesuch würde nicht in das Bild von Frank – wie hieß er eigentlich mit Nachnamen? – passen. Schließlich war er schon seit einiger Zeit mit meiner äußerst attraktiven und kompetenten Zahnärztin liiert. Als ich die beiden neulich auf dem Heimweg in einer eindeutigen Pose vor der Haustür antraf, wollte ich es zunächst nicht glauben. Aber Sabine bestätigte mir später, dass ich wohl der Letzte im Haus war, der es noch nicht wusste. Warum hatte sie mir eigentlich diese interessanten Dinge immer verheimlicht?

Die Situation entspannt

Als Frank die Tür öffnete, hörte ich im Hintergrund leise die Stimme des Kommentators vom Ersten. Franks freundliches Lächeln ließ mich ahnen, dass er sich durch mich nicht gestört fühlte. Nur zögerlich schilderte ich ihm mein Anliegen. Frank spürte wohl, dass ich ziemlich unter Druck stand. So lud er mich unvermittelt ein, die Sportschau doch bei ihm anzuschauen. Anschließend wollte er mir dann gern helfen, mein Problem zu beheben. Und ehe ich mich versah, fand ich mich auf seinem

Rückentraining

Rückenschmerzen sind mit Abstand zum Gesundheitsproblem Nr. 1 geworden. Aber es ist kein Problem der alten Menschen. Mehr als die Hälfte aller 40-Jährigen leidet regelmäßig daran. Langes Sitzen ohne Ausgleich und schwache Muskulatur bringen uns aus dem Lot. Um die Wirbelsäule aufzurichten und belastungsfähiger zu machen, sind nur wenige Minuten erforderlich, wenn das Training täglich erfolgt.

Drei Problemzonen der Wirbelsäule sind gemäß der Ursachen der häufigsten Schmerzsyndrome zu unterscheiden:

1. Krümmung der Brustwirbelsäule

Durch langes Sitzen, gerade beim Autofahren, oder vorgeneigtes Arbeiten im Stehen kommt die Brustwirbelsäule aus dem Lot und krümmt sich nach vorn. Als Folge erfahren Halswirbelsäule und Schultergürtel eine Vorwärtsneigung. Die Schulter- und Nackenmuskeln sind schnell überfordert, weil sie den Kopf nicht mehr auf der Achse, sondern in schräger Stellung halten müssen. Kopfschmerzen und Schwindel oder Schmerzen in den Schultern, aber auch Kribbeln in den Armen kennzeichnen den weiteren Verlauf.

Effektives Krafttraining hilft

Gerade die Muskeln um und über den Schulterblättern sind fast immer verspannt, also überlastet. Durch regelmäßiges Training lässt sich diese Schwäche an Muskelkraft und Haltung ausgleichen. Wichtig bei den vorgestellten Übungen sind die nach außen gedrehten Hände. Erst durch diesen kleinen Trick lassen sich die richtigen Mus-

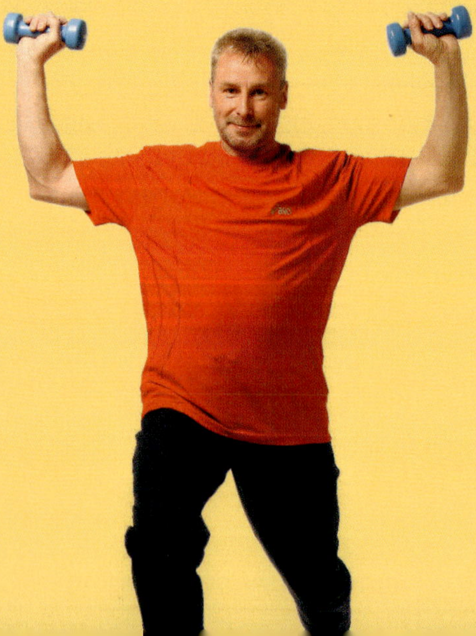

kelketten, die Muskeln an den Schulterblättern, aktivieren und kräftigen. Ein starker Muskel verspannt nicht. Um Verspannungen vorzubeugen, ist ein kurzes, aber effektives Krafttraining erforderlich.

2. Die Schwäche der Lendenwirbelsäule

Durch die Muskelschwäche der Rückenstrecker, die seitlich der Wirbelsäule in Längsrichtung verlaufen, verliert die Lendenwirbelsäule (LWS) ihre Stabilität. Wenn dann als Folge langen Sitzens oder einseitiger Belastungen die Bandscheiben nicht mehr plan, sondern ungleichmäßig belastet werden, krümmt sich die Lendenwirbelsäule und die silikonartige Masse des Bandscheibenkerns arbeitet sich langsam Richtung Rückenmark durch. Irgendwann, aber dieser Zeitraum ist absehbar, hat der Gallertkern die Grenze zum Rückenmarksraum erreicht. Jetzt schützt nur noch ein straffer Bandapparat vor dem unmittelbaren Druck auf die Nerven, die in die Beine ziehen. Ist auch dieser durchgescheuert, ist der Bandscheibenvorfall besiegelt.

Bandscheiben schonen

Ähnlich verhält es sich mit der Blockierung der kleinen Wirbelgelenke, die sich erst in geneigter Haltung „verhaken" können und dann oft den Hexenschuss auslösen. Die Rückenschule lehrt, die LWS beim Anheben von Gewichten oder beim Sitzen möglichst gestreckt zu halten. Nur dann können die Bandscheiben ihren Dienst verschleißfrei tun und die Wirbelgelenke beweglich bleiben. Voraussetzung sind ausreichend kräftige Rückenstrecker und die richtige Haltung.

Richtige Haltung lässt sich üben

Da wir diese Muskelgruppen bei unseren heutigen Alltagsbelastungen nicht mehr selbstverständlich fordern, ist regelmäßiges Training nötig, mit wenig Gewicht, aber bis zu 30 Wiederholungen, wie es die medizinische Trainingstherapie lehrt. Gleichzeitig bilden diese Trainingseffekte das Unterbewusstsein für die richtige Haltung aus. Leider haben wir keine optischen oder akustischen Sensoren, die bei falscher Haltung Alarm schlagen. Deswegen bleibt uns nur das Beüben des Unterbewusstseins, um ein Gespür für die richtige Haltung aufzubauen. Nicht das Wissen schützt vor Fehlbelastungen, sondern das durch Training ausgelöste Gefühl für die richtige Haltung. Und weil sich dieses Gefühl optimal beim täglichen Zähneputzen einüben lässt, ist die in diesem Kapitel vorgestellte „Zahnputzübung" zur Königsübung des Rückentrainings geworden.

3. Instabilität der Kreuzbein-Dammbein-Fuge

Der Übergang von der Wirbelsäule zum Becken wird gebildet durch eine unregelmäßig geformte Fuge zwischen dem Kreuzbein als letztem tragendem Knochen der Wirbelsäule und dem Dammbein, dem ersten Knochen des Beckenringes. Stabilisiert wird dieser Übergang, der enormen Kräften ausgesetzt ist, durch die Gesäßmuskulatur. Ist diese schwach, reiben sich die Knochen und es entstehen Reizzustände, die zu Schmerzen im Gesäß und rückwärtigen Oberschenkel führen. Ursächliche Behandlung ist, die Gesäßmuskeln zu kräftigen, wie wir dies durch Treppensteigen oder Kniebeugen erzielen.

Sofa wieder und hielt eine wohl temperierte Flasche Bier in der Hand.

Selbstverständlich hatte er mir auch ein Glas angeboten. „Unter Männern kann man darauf getrost verzichten", entgegnete ich und empfand die eingebrachte Männersolidarität als passend und wohltuend. Beim ersten Werbeblock – das Spiel „meiner" Mannschaft stand noch bevor – packte mich dann doch die Neugierde. Ich wollte wissen, wer ihn denn so schnell über den Auszug meiner Frau unterrichtet habe.

AUS DER PRAXIS

Was unsere Körperhaltung verrät?

Unser äußeres Auftreten, das ja im Wesentlichen durch die Haltung der Wirbelsäule bestimmt wird, ist meist ein Spiegelbild unseres inneren Zustandes. Sind wir mürrisch, wütend oder enttäuscht, wird sich unbewusst unser Rücken eher krümmen. Sind wir optimistisch gestimmt und hoffnungsvoll, gehen wir an unserer Haltung erkennbar aufrechter. Viele Redewendungen in unserer Sprache deuten dies an: „die Schultern hängen lassen", „Rückgrat brechen", „von den Lasten gekrümmt". Oder im positiven Sinne: „den Rücken stärken", „Rückgrat haben", „aufrecht durchs Leben gehen". Die so genannte nonverbale Kommunikation verrät dem Gesprächspartner durch Mimik und Körperhaltung zweifelsohne oft mehr und glaubhafter von unserem Gemütszustand, als wir durch Worte bereit sind preiszugeben.

Völlig neue Erkenntnisse

Nun, er sei ihr am besagten Morgen der Trennung begegnet, als sie sich mit zwei Koffern durch die Haustür quälte. Und dann sei ihm kurze Zeit später meine depressive Körperhaltung aufgefallen. Da habe er eben eins und eins zusammengezählt. Bisher sei es im Haus zwar noch nicht zum Tratsch gekommen, aber ich müsste ja eventuelle Spekulationen über eine Trennung nicht zusätzlich durch meine Haltung unterstützen. Zwei Dinge erstaunten mich an diesem Gespräch. Zum einen seine Offenheit, zum anderen sein Sprachschatz, der auf eine weit bessere Bildung schließen ließ, als es für einen Hausmeister üblich war. Später erfuhr ich, dass er vor einigen Jahren sein Studium der Betriebwirtschaftslehre aus Liebeskummer abgebrochen hatte. Nachdem er sich dann wieder gefangen hatte, machte ihm die Hausbesitzerin – eine ältere Dame, die wie allseits bekannt, ihren Lebensabend in Spanien genoss – ein Angebot.

Er sollte nicht nur das Haus, sondern auch ihr Vermögen verwalten. Da er aus einer Handwerkerfamilie stammte und ihm der Job nicht nur ein gutes Einkommen versprach, sondern auch große Freiheiten, sagte er zu. Und auch, weil er dann seinen sportlichen Ambitionen in vollem Umfang nachgehen konnte.

Gemütlichkeit ade!

Meine Achtung ihm gegenüber stieg. Doch ließ mir die Frage, was er denn mit „depressiver Körperhaltung“ gemeint haben könnte, keine Ruhe. Er antwortete in seiner typischen klaren Art: „Der leicht mürrische Gesichtsausdruck gehörte ja schon vorher zu Ihrer Erscheinung und war mehr oder weniger typisch für Sie. Aber dann kam der vorgeneigte Gang noch hinzu und verriet, dass Ihnen eine schwere Last aufgebürdet wurde.“

So ganz zugeben wollte ich das nicht. Aber tatsächlich quälten mich seit einiger Zeit Rückenschmerzen, die in leicht gekrümmter Haltung eher zu ertragen waren. Er ließ nicht locker. „Herr Fröhlich, Hand aufs Herz, das Schlimmste, was Sie in Ihrer Situation jetzt tun können, ist, sich hängen zu lassen. Das sage ich Ihnen aus eigener Erfahrung.“ Und pragmatisch wie er war, präsentierte er mir sogleich ein Mittel gegen meine Rückenschmerzen. Er drückte mir zwei Hanteln von je einem Kilogramm Gewicht in die Hand. Er selbst nahm zwei Wasserflaschen – inzwischen war er von Bier auf Wasser umgestiegen – und begann mir eine Übung zu erklären.

Profi-Tipp

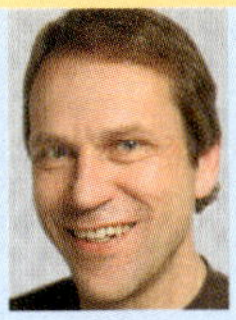

Trainieren Sie Ihre Haltung

Wenn Sie vor wichtigen Gesprächen oder Begegnungen in den Spiegel schauen, achten Sie nicht nur auf die Frisur und Ihre Kleidung, sondern auch auf Ihre Haltung. Strecken Sie Ihren Rücken und ziehen Sie Ihre Schultern nach hinten. Das macht einen deutlich besseren Eindruck. Wenn Sie während eines Auftritts nicht wissen, wo Sie Ihre Hände lassen sollen, legen Sie diese auf den Rücken. Das spannt die Schultern und macht Sie größer. Dazu ein freundliches Lächeln und Sie haben es leichter.

Ich hatte wohl einen völlig verdatterten Gesichtsausdruck gemacht, als ich wortlos, mit den beiden Hanteln in der Hand, vor ihm stand. Frank konnte sich ein Grinsen nicht verkneifen. Aber ich wollte es mir mit diesem sympathischen Menschen nicht verderben, der mich so unkompliziert auf meine Schwächen ansprechen konnte. Also folgten meine Arme seinen Bewegungen und meine müden Muskeln im Rücken erwachten aus einem Dornröschenschlaf.

Deltaflieger

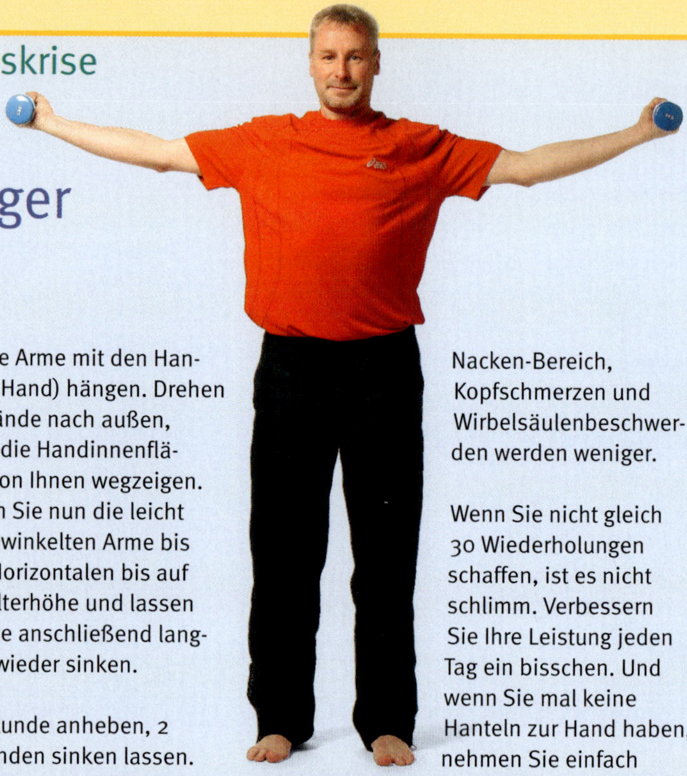

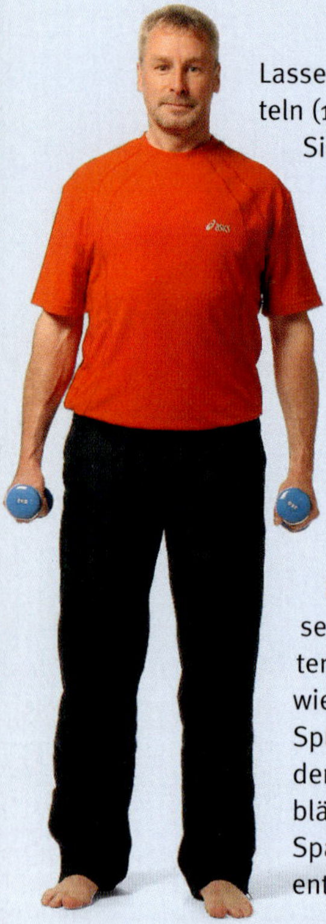

Lassen Sie die Arme mit den Hanteln (1 kg pro Hand) hängen. Drehen Sie die Hände nach außen, sodass die Handinnenflächen von Ihnen wegzeigen. Heben Sie nun die leicht angewinkelten Arme bis zur Horizontalen bis auf Schulterhöhe und lassen Sie sie anschließend langsam wieder sinken.

1 Sekunde anheben, 2 Sekunden sinken lassen. Nach unten nicht fallen lassen, sondern die Spannung halten. Dann wieder hoch: „21" und wieder nach unten: „22, 23". Spüren Sie, wie sich zwischen den Schulterblättern eine Spannung entwickelt?

Mit dieser Übung kräftigen Sie die Muskeln zwischen den Schulterblättern, die für die Aufrichtung des Oberkörpers zuständig sind. Wichtig dabei sind die Wiederholungen: **30 Mal ist das Ziel!** 30 x 3 Sekunden = 90 Sekunden täglich und Sie werden aufrechter und selbstbewusster durchs Leben gehen. Sie werden erleben, dass Sie mit neuer Kraft Ihr Rückgrat stärken und so Problemen und Schwierigkeiten offensiver entgegentreten. Aber auch Verspannungen im Schulter-Nacken-Bereich, Kopfschmerzen und Wirbelsäulenbeschwerden werden weniger.

Wenn Sie nicht gleich 30 Wiederholungen schaffen, ist es nicht schlimm. Verbessern Sie Ihre Leistung jeden Tag ein bisschen. Und wenn Sie mal keine Hanteln zur Hand haben, nehmen Sie einfach Wasserflaschen. Es sollte keine Ausreden mehr geben, warum Sie Ihr minimales Krafttraining nicht durchführen können.

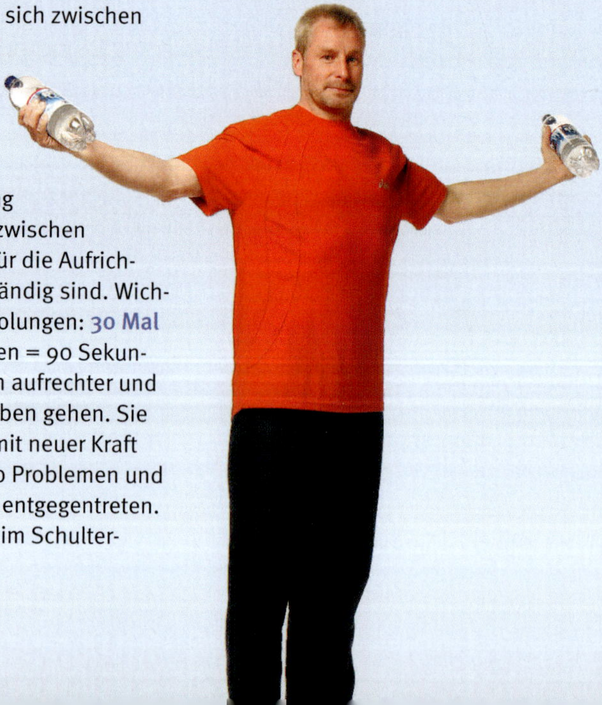

Zahnputzübung

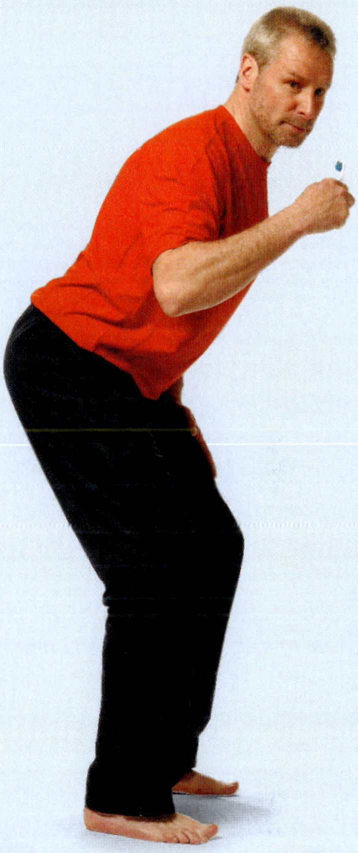

Um die Rückenstrecker im Bereich der Lendenwirbelsäule zu kräftigen, benötigen Sie keine Kraftmaschinen. Die beste Übung für Ihren Rückenstrecker ist das tägliche Zähneputzen in der Skiabfahrtshocke. Bringen Sie wie die Skifahrer Ihren Oberkörper gestreckt nach vorne, indem Sie die Knie beugen und das Gesäß nach hinten schieben. Beugen Sie sich beim Zähneputzen in dieser Haltung über das Waschbecken. Wippen Sie dabei noch ein wenig in den Knien.

Wenn Sie so 2 x 2 Minuten täglich Ihre Zähne putzen, schlagen Sie drei Fliegen mit einer Klappe:

1. Sie trainieren die beiden wichtigsten Muskelgruppen für einen stabilen Rücken, die Rückenstrecker und die Oberschenkelstrecker.

2. Sie üben und speichern Bewegungsabläufe, die auch dann von Ihrem Unterbewusstsein abgerufen werden, wenn die Alltagbelastung es erfordert.

3. Sie bauen schon morgens eine Spannung im Körper auf, die Sie den Tag über aufrecht durchs Leben gehen lässt.

Und das ohne zusätzliche Geräte und ohne zusätzlichen Zeitaufwand – nur beim täglichen Zähneputzen. Probieren Sie es!

Wissen

Bewegungsmuster speichern
Die größte Schwierigkeit in der Umsetzung geeigneter Rückenübungen ist, dass sie unter Anleitung zwar gut funktionieren. Doch in Alltagssituationen bewahren sie uns nicht vor falscher Haltung, weil wir sie nicht als Bewegungsmuster speichern. Dies geht nur durch regelmäßiges Üben wie beim Zähneputzen.

Aus die Puste, fertig, los!

Jener Samstagabend verlief ziemlich ungewöhnlich. Ich, das Abbild von Unsportlichkeit, der vom Leben Gezeichnete und von der Liebsten Verlassene, ein 45-jähriger reinrassiger Bürohengst, erkannte mich schier nicht wieder: Versuchte ich doch tatsächlich, mit zwei Hanteln meine Rückenschmerzen zu bekämpfen. Hätte mich jemand gefragt, ob ich eine Runde Krafttraining mitmache, ich hätte mich mit den Worten „Ich hab ja wohl genug andere Sorgen!“ abgewendet. Hätte mich jemand aufgefordert, ein wenig Sport zu treiben, um etwas Gutes für meine Gesundheit zu tun, ich hätte ihm Churchill als Vorbild vor Augen geführt und erklärt, dass ich ganz prima ohne Sport auskäme. Und nun dieser Hausmeister! Nach zwanzig Wiederholungen, als es schon mächtig in den Muskeln meines Schultergürtels zog, meinte Frank: „Das reicht für heute, morgen wiederholen Sie das Ganze zwanzig Mal und in einigen Tagen werden Sie es dann dreißig Mal schaffen. Mehr brauchen Sie nicht für eine aufrechte Haltung. So, und jetzt gehen wir die Schüssel reparieren“. Zehn Minuten später verabschiedete er sich mit seinem stets freundlichen Lächeln und ließ mich völlig verdattert, aber mit störungsfreiem Fernsehbild zurück. Ich hatte heute Muskeln gespürt, die schon seit langem meiner Wahrnehmung nicht mehr zugänglich gewesen waren.

Neuer Schwung

Die Empfehlungen des Hausmeisters – innerlich wehrte ich mich noch, das Ganze als sportliche Betätigung zu bezeichnen – erwiesen sich als äußerst effektiv. Es dauerte nur wenige Tage, da erlebte ich tatsächlich meinen ersten Tag ohne Rückenschmerzen. Auch im Büro bekam ich eine Bestätigung für meine Aktivitäten. Gezielt beiläufig erwähnte meine Sekretärin, dass sich meine Stimmung deutlich verbessert habe. Doch trotz des massiven Einsatzes weiblicher Verhörstrategien blieb die Ursache meiner „Aufrichtung“ vorerst mein Geheimnis.

Mit Frank sprach ich in den nächsten Tagen kaum. Wenn

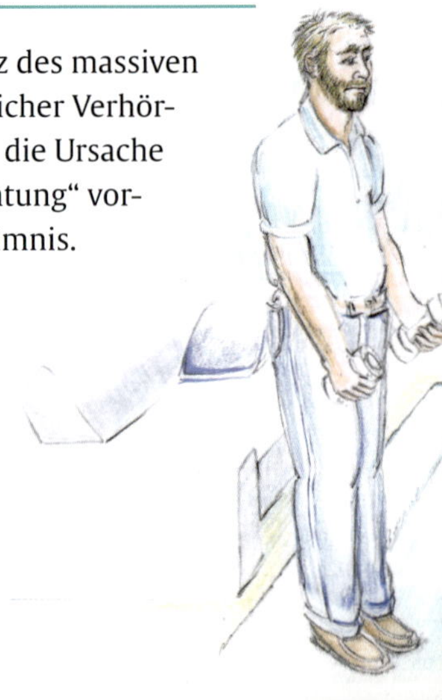

AUS DER PRAXIS

Medizinische Trainingstherapie

Erst vor etwa 15 Jahren begannen Orthopäden, die Erkenntnisse der Trainingslehre aus der Welt des Sports für die Behandlung von Rücken- und Gelenkleiden zu nutzen. Es entwickelte sich die „Medizinische Trainingstherapie". Nicht Schonung hilft einem geschwächten Körper, sondern dosierte Belastung verspricht Kräftigung und Stabilität. Ein wesentliches Prinzip dieser relativ neuen medizinischen Strategie ist die richtige Umsetzung der Übungen: Nicht viel Gewicht hilft viel, sondern wenig Gewicht bei vielen Wiederholungen. Eine Ein-Kilogramm-Hantel ist optimal für das freie Training – dies gilt nicht an Kraftmaschinen – mit 15–30 Wiederholungen je nach Muskelgruppe. Da bereits nach einer Übungseinheit die Muskeln mit vermehrtem Stoffwechsel reagieren, kann oft schon am nächsten Tag ein Erfolg in der erhöhten Belastbarkeit (Wiederholungszahl steigt) festgestellt werden.

wir uns begegneten, standen immer andere Hausbewohner um ihn herum. Da ich bohrenden Fragen nach der Abwesenheit meiner Frau lieber aus dem Weg gehen wollte, beschränkte sich unser Kontakt auf ein kurzes, aber herzliches Zulächeln. An meiner Haltung und Laune konnte er aber zweifelsohne den Erfolg der Übungen ablesen.

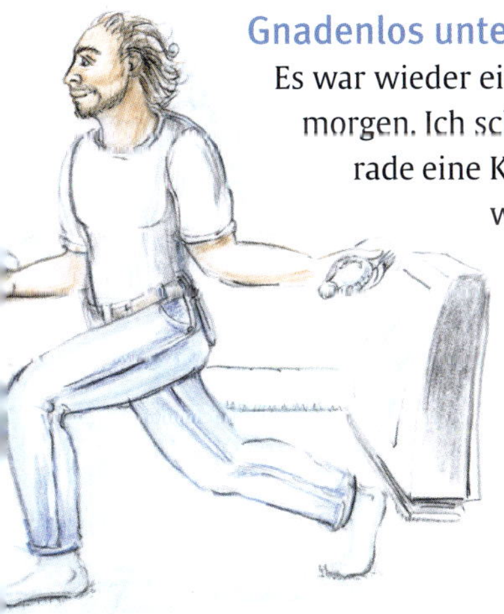

Gnadenlos unterlegen

Es war wieder ein Samstagmorgen. Ich schleppte gerade eine Kiste Mineralwasser die Treppen hinauf, da trafen wir endlich ohne störende Hausbewohner aufeinander. Frank ließ mich zunächst über die Ergebnisse meiner Bemühungen berichten. Dann fragte er mich ungeniert, warum ich denn beim Treppensteigen so schnaufen würde. Noch bevor ich genügend Atem holen konnte, um zu antworten, fuhr

Wissen

Pulsschlag und Blutdruck senken

Durch regelmäßiges Ausdauertraining lernt das Kreislaufsystem, sich besser an Belastungssituationen anzupassen. Dieses Phänomen wirkt bis in die Ruhephase. So kommt es nach 4–6 Wochen zu einer spürbaren Absenkung des Ruhepulses. Das schützt Herz und Gefäße vor Verschleiß. Auch normalisiert sich der Blutdruck bei vielen Bluthochdruck-Patienten, weil das tägliche Training die Herzarbeit im Alltag ökonomisiert.

Braucht man Ausdauertraining?

Ausdauersportarten wie Walken, Joggen, Radfahren, Inlineskaten, Schwimmen oder Skilanglauf werden mit gleichmäßiger Herzfrequenz betrieben und eignen sich daher ideal, positive Wirkungen für die Gesundheit zu erzielen. Sie regulieren den Blutdruck, reduzieren das Gewicht oder bauen Stress ab. Ein ausgewogenes Gesundheitstraining sollte immer diese 3 Komponenten berücksichtigen:

- **Kraft,** um die Belastbarkeit zu steigern
- **Ausdauer,** um das Herz-Kreislauf-System zu stärken und den Energieverbrauch zu erhöhen
- **Koordination,** um das Zusammenspiel zwischen Nerven- und Muskelsystem zu fördern. Geschicklichkeit und Optimierung der Bewegungsabläufe sind eine Folge von Übung. So wie ein Maurer erst nach langer Übung seine Kelle so geschmeidig schwingen kann, dass die Arbeit „wie geschmiert" läuft und seine Leistung gut ist, so ist das Nervensystem auch zur Koordinierung von Bewegungsmustern des Alltags auf Impulse, also Übung, angewiesen.

Aerobe Aktivität – der richtige Puls

Für Verbesserungen im Ausdauertraining benötigen wir mindestens 10 Minuten einer gleichmäßigen Belastung im aeroben Bereich. Dies bedeutet, dass Sauerstoffaufnahme (Einatmen) und Sauerstoffverbrauch (Muskelarbeit) im Gleichklang stehen. Beim aeroben Training liegen die Pulswerte in der Regel zwischen 110 und 130 Schlägen pro Minute. Pulsmesser (Brustgurt) können die Herzfrequenz exakt bestimmen, sind aber nicht unbedingt notwendig. Viele Freizeitsportler verwirrt diese Technik nur.

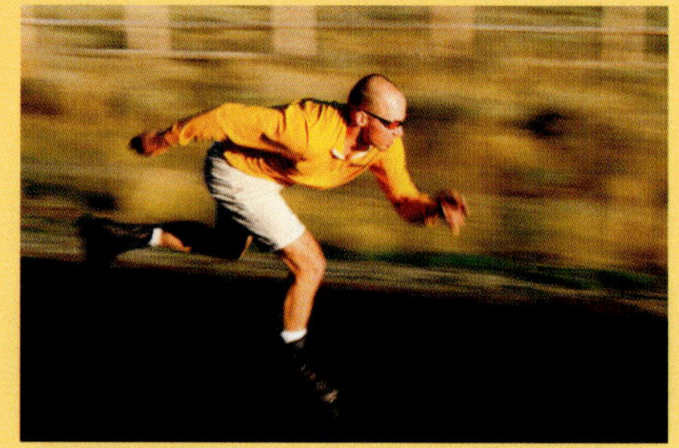

Das Motto: Laufen ohne Schnaufen

Eine gute Orientierungshilfe bietet die Atmung: „Laufen ohne Schnaufen". Dieser Spruch der „Trimm dich"-Aktion der 70er Jahre ist nach wie vor aktuell. Solange man sich während des Trainings noch unterhalten kann, stimmt das Trainingstempo. Komplizierte Formeln, um den richtigen Belastungspuls zu bestimmen, haben weder mehr Sicherheit noch bessere Ergebnisse gebracht. Sportanfänger über 45 Jahre sollten vor Beginn des Trainings eine ärztliche Vorsorgeuntersuchung vornehmen lassen. Bei der Gelegenheit kann man den wichtigen Gesundheitscheck gleich mit erledigen.

er fort. Eigentlich hatte er sich ja mit seiner Freundin – besagter Zahnärztin – zum Walken verabredet. Ihr sei aber ein Notfall dazwischengekommen und so könne ich ihn doch begleiten. Dieser Schlagfertigkeit war ich hoffnungslos unterlegen! Bevor mir irgendeine Ausrede einfiel, legte er unsere Verabredung schon auf eine Viertelstunde später fest. Er nickte kurz, lächelte wie immer freundlich und zog leichten Fußes an mir vorbei. Weg war er!

Ausgerechnet Walken!

Während ich meine nicht mehr ganz aktuellen Sportschuhe schließlich aus der hintersten Ecke des Schuhschrankes hervorkramte, musste ich ihm insgeheim Recht geben. Es stimmte, selbst geringe Belastungen ließen mich in letzter Zeit schon aus der Puste geraten. Zwar hatte ich bisher noch nicht daran gedacht, doch konnte Sabines letzte Äußerung zu meiner Person vielleicht auch in meiner fehlenden Kondition und der daraus entstandenen Trägheit begründet sein. Das wollte ich nicht auf mir sitzen lassen. Okay, sagte ich mir, tu was für deinen Körper! Aber warum Walken, das Langweiligste und zugleich Unsportlichste, was sich Gesundheitsstrategen in den letzten Jahren ausgedacht haben? Mit Stöcken spazieren zu gehen, bitte nicht mit mir! Als ich eine Viertelstunde später unten ankam, wartete Frank mit zwei Paar Stöcken schon im Hauseingang auf mich. Auf meinen Vorschlag, doch lieber eine Runde Tennis zu spielen, reichte er mir das Sportgerät mit den Worten „Habe nur wenig Zeit. Für den Anfang ist das genau das Richtige." Als wir kurz darauf nach dem nächsten Häuserblock in den Stadtpark einbogen, erzählte mir Frank von den Vorzügen des Walkings. Dabei erfuhr ich auch, dass es eine Erfindung amerikanischer Geschäftsleute war, die zwischen ihren Konferenzen im Anzug, aber mit Turnschuhen um die Häuserblocks gewalkt sind, um den Kopf frei zu bekommen. Anschließend erklärte mir Frank, worauf ich beim Walken besonders achten musste.

Profi-Tipp

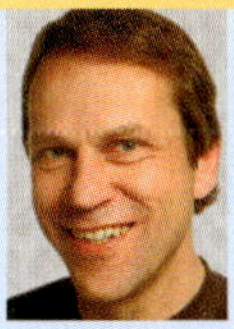

Walking hält fit und aktiv

Egal wie Sie sich entscheiden: Walking ohne Hilfsmittel, mit Stöcken als Nordic Walking oder Power Walking mit Hanteln, wichtig ist die richtige Technik (siehe Übungen). Lassen Sie sich nicht von selbst ernannten Walkingmissionaren beeinflussen. Manche Walkingfreunde schwören auf einen bestimmten Stil und meinen, nur dieser würde das „Heil", also den gewünschten Erfolg bringen. Das ist Unsinn. So wie wir inzwischen beim Skilanglauf den klassischen Stil und das Skaten kennen, gibt es auch verschiedene Formen des Walkings.

Walking

1. **Setzen Sie die Hacke immer zuerst auf,** sodass Ihr Fuß eine saubere Abrollbewegung machen muss. Denn in der Ferse sind etwa 5 000 Nervenendigungen untergebracht: Wenn diese beim Aufsetzen Kontakt mit dem Untergrund aufnehmen, melden sie dem Nervensystem die Bodenbeschaffenheit. Das bedeutet, mit dem bewussten Einsatz der Hacke in der Abrollbewegung bekommen die Muskeln des Unterschenkels schon eine sichere Information, in welcher Weise sie sich bei der Übernahme der Körperlast anspannen müssen. Das fördert die Koordination zwischen Nervensystem und Muskeln und gibt Ihnen Sicherheit in der Stabilisierung Ihrer Aktivitäten. Dann rollen Sie über die Außenkante zum Großzeh ab.

2. **Bewegen Sie die Arme diagonal zu den Füßen.** Also rechter Fuß und linker Arm vor, dann linker Fuß und rechter Arm vor. Das führt zu einer schraubenden Bewegung der Wirbelsäule und richtet diese zusätzlich auf.

3. **Ziehen Sie die Arme** mit einem fast rechten Winkel im Ellenbogengelenk so weit nach vorne und im weiteren Bewegungsablauf nach hinten, dass der Oberarm jeweils fast die Horizontallinie erreicht. Dies dehnt und aktiviert die Muskeln des Schultergürtels, sodass zusätzliche Energie verbraucht wird.

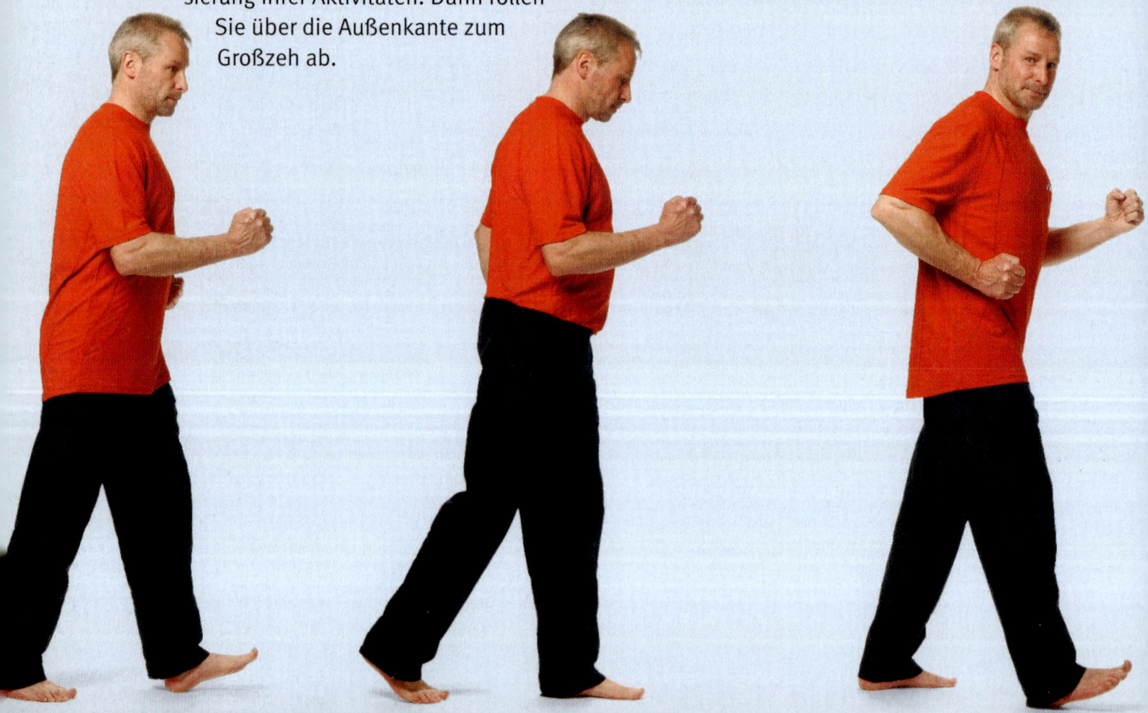

Richtig atmen ist wichtig

Die richtige Atmung nimmt Ihnen die Angst vor Überlastung. Wenn sportlich Ungeübte an konditionelle Grenzen stoßen, neigen sie aus Angst vor Atemnot dazu, vermehrt einzuatmen. Das tiefe Ausatmen wird vernachlässigt. Die Folge ist, die Lunge wird immer mehr aufgebläht und die Menge der ausgetauschten Atemluft verringert sich. Sie reduzieren die Sauerstoffaufnahme, obwohl der Körper bei richtiger Koordination mehr Sauerstoff aufnehmen und damit mehr leisten könnte. Sie täuschen sich selbst bezüglich ihres eigentlichen Leistungsvermögens. Aus diesem Grund ist es für weniger Geübte wichtig, zunächst das Atmen zu trainieren, um das Atemzugvolumen auch voll ausnutzen zu können. Lernen Sie daher am Anfang stur, immer einen Schritt mehr auszuatmen als einzuatmen. Am besten ist der 3:2 Rhythmus: 3 Schritte ausatmen, 2 Schritte einatmen. Wenn Sie das konsequent beherzigen, haben Sie bald viel mehr Luft.

Walking mit Stöcken

Walking mit dem Einsatz von Stöcken – dann heißt es Nordic Walking – kräftigt zusätzliche Muskelgruppen Ihres Oberkörpers und steigert so den Gewinn für Ihre Gesundheit. Durch den richtigen Stockeinsatz erhöht sich die eingesetzte Muskelmasse um 30 %, der Stockeinsatz sollte daher stimmen. Damit ist laut neuester Studien beim Nordic Walking ein ähnlich hoher Energieverbrauch möglich wie beim Joggen. Aber egal, ob Sie diese Aktivität mit oder ohne Stöcke ausüben, Walken ist gesund und macht Spaß. Probieren Sie es am besten gleich aus.

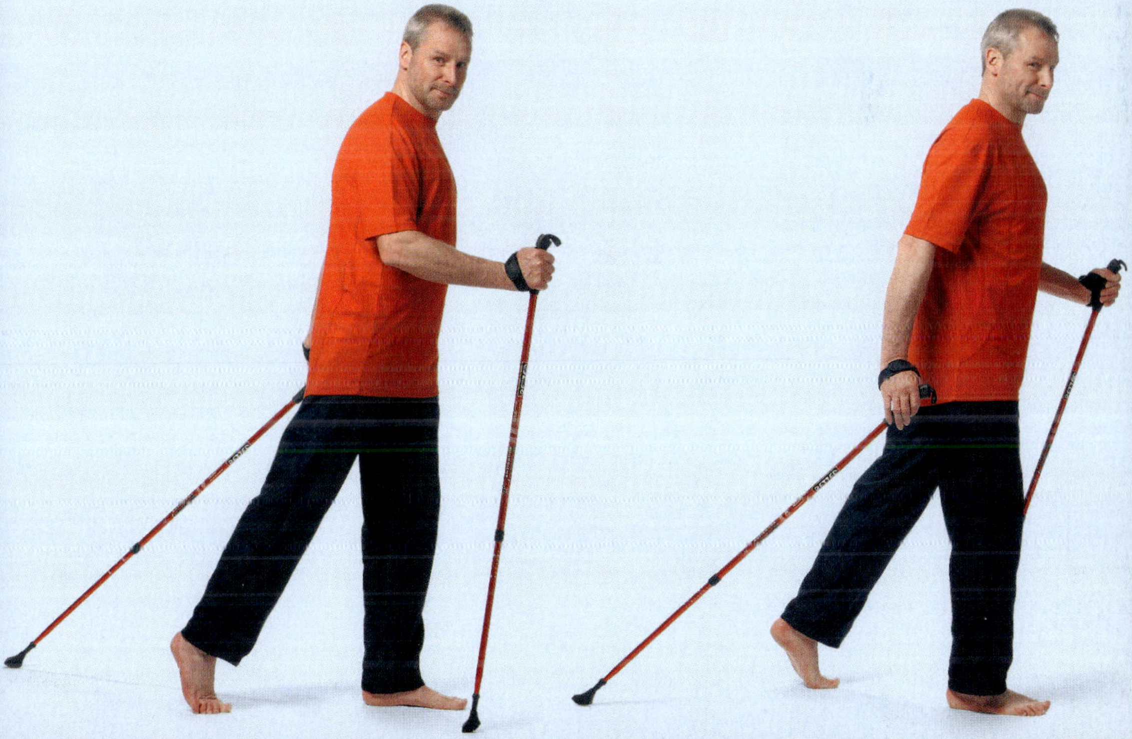

Die Macht der Gewohnheit

Es beeindruckte mich schon, mit welcher Selbstverständlichkeit dieser Frank mich aus meinem Alltagstrott holte und mir dabei vor Augen führte, wie leicht ein so konsequenter Sportmuffel wie ich doch in Bewegung zu bringen war. Mich überkam zwar nach diesem Schnupperwalking nicht der Eindruck, eine besondere Kraftanstrengung absolviert zu haben. Dennoch: Wir hatten in dieser kurzen Zeit einmal den ganzen Park durchquert, eine ordentliche Strecke. Dabei musste ich weder schnaufen noch keuchen, noch schmerzten irgendwelche Muskeln, wie ich es als unangenehme Randerscheinung bei anderen sportlichen Betätigungen erlebt hatte. Doch spürte ich eine wohlige Wärme, die meinen ganzen Körper durchflutete.

„Das nennt man Nachbrennen", klärte mich Frank auf, der genau beobachtet hatte, dass er mir die richtige Trainingsdosis zumutete. „Die Muskulatur ist jetzt optimal durchblutet und kann Abfallstoffe, die sich während des Walkings, aber auch schon vorher angesammelt haben, über den Blutkreislauf loswerden. Aktiver Stressabbau! Gleichzeitig werden die Muskeln mit frischer Energie geladen, damit sie bald wieder einsatzfähig sind." Vorsichtig, da will dich einer zum Sportler missionieren! Mein Blick verriet, dass die Grenze der Zumutbarkeit erreicht war und er respektierte meine Überzeugung schweigend.

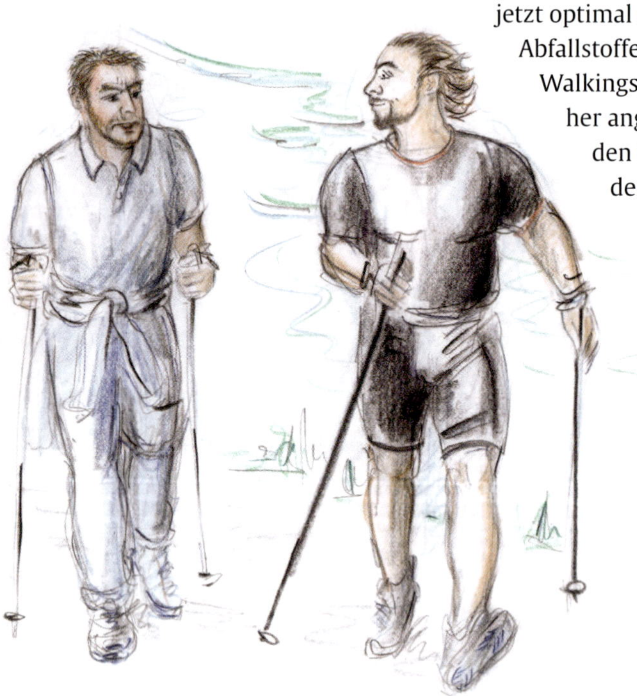

AUS DER PRAXIS

Superkompensation und Mitochondrien

Um den Energieverbrauch sportlicher Aktivitäten zu bestimmen, wurde lange Zeit nur die Kalorienzahl berücksichtigt, die unmittelbar zur Bewältigung der entsprechenden Leistung notwendig ist. Inzwischen weiß man aber, dass der Muskel mit Beendigung des Trainings seine Arbeit nicht sofort einstellt. Der beanspruchte Muskel „brennt nach“, um in der Erholungszeit seine Zellen mit neuer Energie zu versorgen. Der Fachausdruck dafür heißt „Post-Exercise-Thermogenese“. Weil diese Phase mit einer vermehrten Durchblutung einhergeht, stellt sich ein angenehmes Wärmegefühl ein. Gleichzeitig baut die Muskulatur die Zahl und die Größe ihrer Mitochondrien aus. Das sind die kleinen Kraftwerke der Muskelzellen. So bereiten sich die Muskeln auf ihren neuen Einsatz vor. Dieses Prinzip nennt man „Superkompensation“. Sie haben nach der Erholungszeit mehr Energie als vorher gespeichert. Leider baut der Muskel überschüssige Energie nach spätestens 3 Tagen wieder ab, wenn sie nicht in Anspruch genommen wird. Um die Muskeln langfristig aufzubauen, empfiehlt es sich daher, kürzer, aber öfter zu trainieren.

Chance für den Mann

Jetzt war es aber an der Zeit, ihm endlich das „Du" anzubieten. Schließlich hatte er nicht nur völlig unaufdringlich an meinem Schicksal teilgenommen. Er hatte es auch geschafft, mir das Gefühl von Leistungsfähigkeit und Selbstachtung zurückzugeben. Und das Grübeln über meine Trennung wurde durch seine Aktivitäten angenehm unterbrochen. Wir besiegelten unsere neue Vertrautheit mit einer Flasche Bier. Dann fragte ich ihn, wieso ein so durchtrainierter Sportler wie er gerade auf Nordic Walking komme. Es müsse für ihn doch eine ziemliche Unterforderung sein. „Gewiss", entgegnete er, „stellt Joggen oder Rennradfahren eine größere körperliche Herausforderung dar. Aber zum einen habe ich meiner Freundin zuliebe damit angefangen. Zum anderen kommt es mir vor allem darauf an, meinen Körper einmal am Tag gleichmäßig zu belasten. Ich habe auch mal eine Phase durchlebt, in der ich durchhing und langsam immer dicker wurde."

Die Trägheit überwinden

Frank fuhr fort: „Da ist es mir ähnlich ergangen wie Joschka Fischer, bevor der den Marathonlauf entdeckte. Es war die Waage, die Fischer letztendlich überzeugt hatte, sodass der – vor seinem Karrieresprung 1997 – be-

Gewohnheiten haben enorme Kräfte

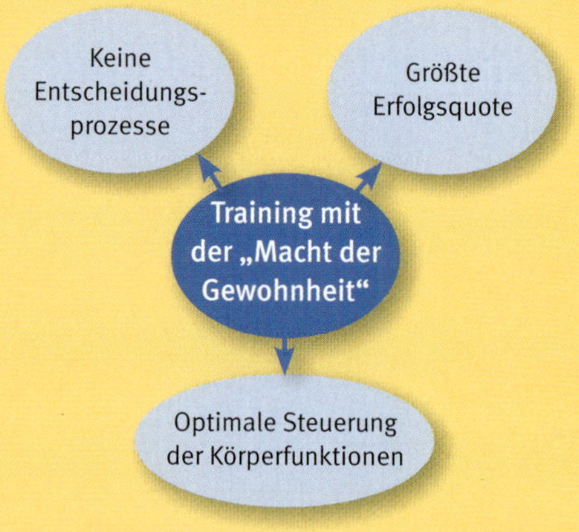

Was Joschka Fischer als persönliches Erlebnis beschreibt, die Macht der Gewohnheit, ist ein Phänomen. Sie wurde zwar an den unterschiedlichen Regelkreisen von Körper und Geist beobachtet und beschrieben, doch wissenschaftlich kann die Entstehung von Angewohnheiten und deren Folgen bisher nur ansatzweise erklärt werden. So haben Hirnforscher erkannt, dass schon nach 4–6 Wochen regelmäßiger Aktivität Körper und Geist offensichtlich eine so stabile Verbindung eingehen, dass keine wesentlichen Entscheidungsprozesse für die Durchführung einer Tätigkeit mehr erforderlich sind. So wie man gewöhnt ist, morgens eine Tasse Kaffee zu trinken, um den Tag zu beginnen, morgens immer den gleichen Weg zur Arbeit zu nehmen, auch wenn es Alternativen gibt, so kann die Macht der Gewohnheit auch gesundheitsbetont genutzt werden.

Richtige Alltagsroutine schont den Rücken

Verhaltensforscher bestätigen, dass es nur etwa 4–6 Wochen dauert, bis eingeübte Bewegungsabläufe ins unterbewusste Handeln übergehen. Die bereits beschriebene Zahnputzübung gilt deswegen als die Königsübung für das Rückentraining. Denn sie bewirkt, dass man den Rücken bereits nach einer relativ kurzen Trainingsphase automatisch gestreckt hält. Beispielsweise kann dadurch beim Hochheben einer Wasserkiste oder anderen schweren Lasten die ungünstige gekrümmte Haltung vermieden werden. Bereits wenige Wochen regelmäßiges Krafttraining genügen also, um die geschwächte Rückenmuskulatur so weit zu verbessern, dass sich die Haltung der Wirbelsäule stabilisiert und sich Belastungen verschleißfrei abfangen lassen. Positive Folgen sind, dass sich die kleinen Wirbelgelenke wieder zentrieren, die erhöhte Muskelspannung weniger Blockierungen zulässt und die Bandscheiben regelrechter belastet werden.

Gewöhnung im Herz-Kreislauf-System

Hinzu kommt ein weiterer positiver Effekt. Herz-Kreislauf-Forscher berichten, dass nach 4–6 Wochen Ausdauertraining Ruhepuls und Blutdruck merklich sinken. Viele Menschen können auf diese Weise Hochdruck senkende Medikamente einsparen.

schloss, einmal am Tag um den Deutschen Bundestag zu laufen. Das dauerte etwa zehn Minuten. Nach Fischers Erzählungen war es zunächst Quälerei für ihn, aber nach sechs Wochen hatte er plötzlich Lust am Laufen. Dann wollte sich sein Körper einmal täglich austoben. Die Macht der Gewohnheit hatte über die Macht der Trägheit gesiegt. Von da an nahm Fischer seine Sportschuhe überall mit hin, egal ob er nach Paris, New York oder sonst wohin reiste. Und seine Bodyguards mussten sehen, wie sie hinterherkamen. Leider hat sich Fischer von dieser guten Gewohnheit nach einigen Jahren wieder getrennt, wie man ja auch unschwer erkennen kann. Ich glaube, dass man die Macht der Trägheit einzig und allein durch die Macht der Gewohnheit besiegen kann. Der Alltag ist und bleibt ein Zweikampf. Aber wenn du einmal am Tag als Sieger vom Platz gehst, darfst du dich den ganzen restlichen Tag als Sieger fühlen. Wenn Emotionen Einfluss auf unser Verhalten haben, dann will ich sie auch positiv nutzen."

Wissen

Kalorienverbrauch: ganz individuell
Wie viele Kalorien genau bei einer sportlichen Belastung verbrannt werden, richtet sich nach den individuellen Verhältnissen. Ein Schwergewichtiger verbrennt bei gleicher Aktivität mehr als ein dünner Mensch. Auch der Trainingszustand spielt eine Rolle. Beim Nordic Walking lassen sich bei optimalem Stockeinsatz nach 4 Wochen Training bis zu 600 Kalorien pro Stunde verbrauchen; damit ist es dem Joggen fast gleichwertig.

Ich kam ins Grübeln

Als ich wieder in meinen eigenen vier Wänden war und es mir gemütlich auf dem Sofa gemacht hatte, kamen mir doch Zweifel an meiner Veränderung. Kaum geriet der Mann – ich meinte mich! – in einen durch Trennungsschmerz verursachten psychisch labilen Zustand und erlebte in dieser Situation ein positives Körpergefühl, schon sympathisierte ein überzeugter Sportmuffel mit sportlichen Aktivitäten. Wie kam ich dazu, der noch gestern Nordic Walking als Ausdruck krankhaften Verhaltens oder bestenfalls als Therapie krankhafter Zustände betrachtet hatte, diesem Trend etwas abzugewinnen? Wenn schon laufen, dann hinter einem Ball her. Das machte Sinn. Da diese Aktivität in meinem Alter aber mit zu vielen Risiken verbunden war, lieber Sport mit Abstand, vorm Fernseher sitzend. Distanzsportler bildeten immerhin in Deutschland die Mehrheit. Und Millionen Menschen konnten nicht irren, oder???

Sollte ich einen Versuch wagen?

Doch Franks Worte gingen mir nicht mehr aus dem Sinn. Wenn beim Gesundheitssport nicht Anstrengung gefragt war, sondern das Wohlfühlen die entscheidende Rolle spielte, wenn nicht Stunden nötig waren, sondern nur wenige Minuten am Tag, wenn dann vier bis sechs Wochen später die Gewohnheit einsetzte, die die Gemütlichkeit nicht zerstörte, sondern sie eher noch förderte, dann wollte ich herausfinden, ob das auch für mich zutraf.

Bei meinem mir noch verbliebenen Stolz gelobte ich mir, täglich nicht mehr als zehn Minuten, na allerhöchstens mal zwanzig Minuten, für sportähnliche Tätigkeiten aufzuwenden. Sonst würde ich nicht mehr in den Spiegel sehen können. Bei meinen Überlegungen hatte ich einen Schwachpunkt in meinem bisherigen Verhalten bereits erkannt. Seit der Trennung war die Zahl der leeren Weinflaschen, die ich einmal pro Woche beim Glascontainer abgab, erheblich gestiegen.

Schluss mit lustig!

Ich wollte dieser Gewohnheit, die sich da eingeschlichen hatte, keinen weiteren Tribut zollen. Ich wollte nicht der von allen bedauerte „verlassene Ehemann“ sein, dem so manche Schwäche zugestanden wurde. Ein Typ, an dem man langsam, aber sicher das Interesse verlor und der seine Kontakte nur noch auf der beruflichen Ebene fand. Letzten Endes würde meine Frau mit diesen drei Worten in ihrem Abschiedsbrief noch Recht behalten. Schweren Herzens fasste ich einen Entschluss: Alltags nur noch eine Flasche Bier oder zwei Glas Wein auf dem Sofa zu trinken, aber nur, wenn ich vorher meinen Zweikampf gewonnen hatte. Unter Freunden konnte es Ausnahmen geben, allein allerdings nicht mehr. Dieser Abend hatte es in sich. Manchmal erlebte man ja Sternstunden der Erkenntnis. So setzte ich mich an meinen Schreibtisch. Es war der 27. März. Der Regen klatschte gegen die Fensterscheiben. Eigentlich hatte der Wetterbericht noch heftigen Sturm vorausgesagt. Es war ein Tag, an dem

Profi-Tipp

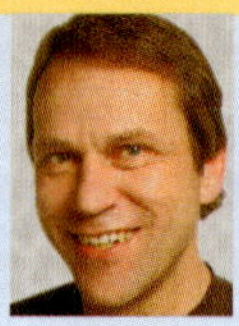

Machen Sie einen Vertrag

Im Geschäftsleben sind Verträge gang und gäbe. Schließen Sie doch einen Vertrag mit sich selbst ab. Versprechen Sie sich – am besten schriftlich – 6 Wochen lang ein tägliches Training von 10 Minuten zu absolvieren. Es lohnt sich, Ihr Leben wird sich ändern.

AUS DER PRAXIS

Risiko: zu viel der Gemütlichkeit!

Der Mensch ist nicht nur ein Gewohnheitstier, er liebt auch die Bequemlichkeit. Die ganze Menschheitsgeschichte ist gekennzeichnet von dieser Entwicklung. So haben beispielsweise das Entdecken des Feuers und das Kochen der Speisen das Kauen erleichtert, die Erfindung des Autos hat das Gehen vermindert und die Zentralheizung das Befeuern des Kamins überflüssig gemacht. Inzwischen dreht sich die Entwicklung allerdings zum Negativen. Die Gewöhnung an Gemütlichkeit wird uns zum Verhängnis. Sie birgt vielfältige negative Folgen für unsere Gesundheit. Um aus diesem Dilemma herauszukommen, genügt erfahrungsgemäß ein Zeitraum von etwa 4–6 Wochen. Sich auf ein sportliches Experiment einzulassen, kostet nichts und erfordert nur 10 Minuten Zeit täglich – ein minimaler Zeitaufwand zum Nutzen Ihrer Gesundheit.

man depressiv werden konnte. Aber so schnell wollte ich mich nicht aufgeben.

Mein Entschluss stand

Um meinen Willen eindeutig zu bekunden und mich vor mir selbst festzulegen, setzte ich einen Vertrag auf:

1. Bis zum 8. Mai will ich mich jeden Tag wenigstens zehn Minuten, aber höchstens zwanzig Minuten nach Franks Empfehlungen bewegen.
2. Ich will bis zum 8. Mai täglich höchstens eine Flasche Bier oder zwei Glas Wein konsumieren.

Datum, Unterschrift

Egal, wer sich den Rest meines Lebens als Kritiker meiner Lebensführung aufspielen würde, am 8. Mai würde ich wissen, wie ich zukünftig mit meinem Körper klarkam. Wenn mein Geist immer noch an der Trennung zu arbeiten hatte und in dieser Hinsicht oft Kapriolen schlug, wollte ich doch wenigstens meinen körperlichen Zustand im Griff haben. Ich wollte mir nicht die Vorteile, die Frank ausführlich beschrieben hatte, entgehen lassen. Zehn Minuten täglich, diese Dosis war gerade noch mit meiner Philosophie „No Sports" als Couch Potato zu vertreten.

Wenn sich keine Erfolge zeigten, ließ ich es eben wieder. Keiner konnte mir hinterher mehr vorwerfen, ich hätte es nicht versucht! So war es gut. Ich war richtig stolz auf mich. So viel Entschlusskraft und Erkenntnis, auf dem richtigen Weg zu sein, hatte ich lange nicht erfahren. Das erste Mal seit Wochen ging ich vor Mitternacht ins Bett, aber nicht ohne vorher noch schnell eine Übung von Franks Empfehlungen in Rückenlage zu machen. Wohl gestimmt schlief ich ein.

Reitsitz

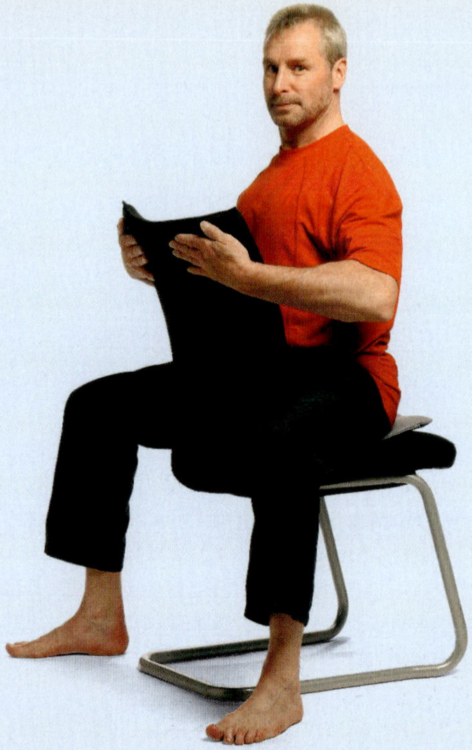

Setzen Sie sich im Reitsitz, das heißt mit dem Gesicht zur Lehne und mit nach vorne gekipptem Becken, auf einen Stuhl. Beide Hände umfassen die Lehne seitlich. Ihre Schulterblätter ziehen zur Wirbelsäule. Jetzt versuchen Sie durch die Kraft der Schulterblattmuskulatur die Lehne an sich heranzuziehen. Ihr Brustkorb spannt sich, Ihr Körper richtet sich automatisch noch mehr auf. Halten Sie die Spannung, die Sie zwischen den Schulterblättern und im gesamten Rücken spüren, 10 Sekunden. Die Übung 3 Mal wiederholen. Das geht auch mit Anzug und Krawatte, wetten?

Maikäfer

Legen Sie sich auf den Rücken, nehmen Sie die Arme seitlich neben Ihren Kopf und heben Sie die gebeugten Beine an. Nun strecken Sie immer abwechselnd ein Bein langsam aus, während Sie das andere Bein wieder in Richtung Bauch ziehen – wie ein Maikäfer, der auf dem Rücken liegend strampelt. Die Lendenwirbelsäule drücken Sie dabei fest an den Boden. Wenn sich der Rücken vom Boden löst, strecken Sie das Bein etwas weniger lang aus. Sobald Ihre Bauchmuskeln stärker geworden sind, können Sie auch ein lang ausgestrecktes Bein halten. Mit dieser Übung können Sie schon morgens im Bett in den Tag starten.

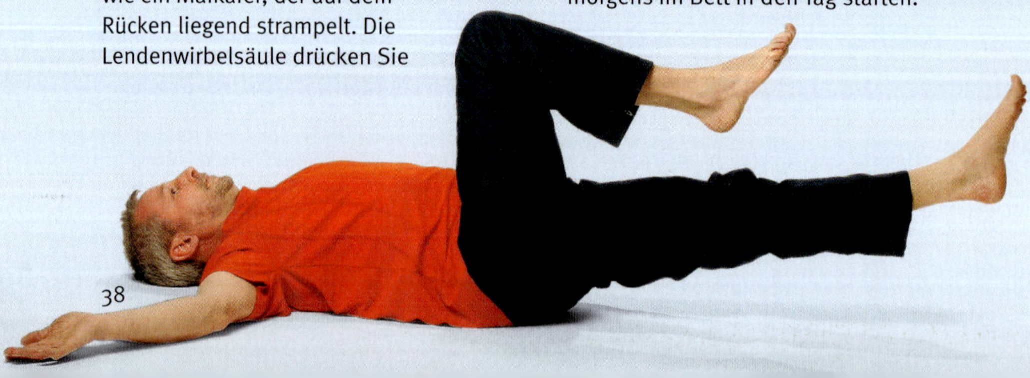

Essen – immer zu viel

Am darauf folgenden Tag, einem Sonntag, war ich bei meinen Eltern zum Essen eingeladen. Sie erwarteten uns zu zweit. Von unserer Trennung hatte ich ihnen noch nichts gesagt. Es wurde Zeit, Farbe zu bekennen. Für die beiden würde sicher eine Welt zusammenbrechen, denn Harmonie und Familienfrieden stellten sie über alles. Mir stand also ein schwerer Gang bevor. Aber Sonntag hieß für mich zunächst gemütlich frühstücken. Da ich gestern weniger Alkohol konsumiert hatte, war ich früher aufgewacht. Im Badezimmer zwinkerte mir Franks Zeichnung mit der richtigen Haltung beim Zähneputzen zu. Fast automatisch streckte ich mein Hinterteil hinaus und begann zu wippen. Anscheinend war ja was Wahres dran, an dieser besagten Macht der Gewohnheit. Krafttraining beim Zähneputzen, schon beeindruckend, oder? Und diese Übung hatte es wirklich in sich. Nach einer halben

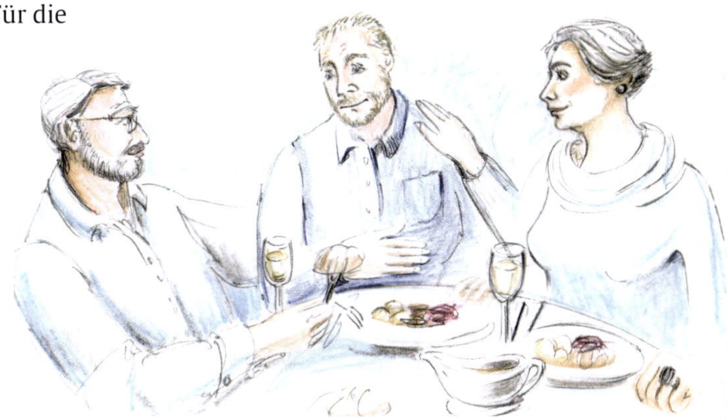

Minute spürte ich meine Rücken- und Oberschenkelmuskeln und bildete mir ein, diese Stellung schon sehr viel länger eingenommen zu haben.

Der Anfang war gemacht!

Vielleicht hatte ich ja heute die Chance, beim Bäcker meine heiß geliebten Baguette-Brötchen zu ergattern, die sonst immer schon weg waren. Ich fingerte gerade nach dem Zündschlüssel, als ich mich an Franks gestrige Worte erinnerte: „Einmal täglich als Sieger vom Platz gehen!"

Da ich aber nicht mit Stöcken zum Bäcker walken wollte, entschloss ich mich, mein altes Fahrrad aus dem

AUS DER PRAXIS

Verdauungsspaziergang – immer gut

Sport nach einem reichhaltigen Essen verbietet sich, weil der Kreislauf fast die Hälfte des Blutvolumens für die Zersetzung der Nahrung im Magen und die Aufnahme der Nährstoffe im Darm benötigt. So kann es zu Kreislaufproblemen kommen, wenn zeitgleich durch sportliche Aktivität die Muskulatur ihren Anteil auf Sauerstoff fordert. Leichte Bewegung hingegen regt die Darmmuskulatur an. Eine der negativen Folgen von Bewegungsmangel kann Darmträgheit sein. Ein zügiger Spaziergang, bei dem Sie sich noch bequem unterhalten können, fördert die Verdauung und ist auch kommunikativ. Deswegen empfiehlt sich, Arbeitsessen immer auch mit Arbeitsspaziergängen zu koppeln.

Keller zu holen. Fahrradfahren war ja auch Ausdauertraining, hatte ich von Frank gelernt. Zwar knarrte die Kette mangels Öl und die Pedale schrubbten am Schutzblech. Einige ältere Herren, die ihren Hund ausführten, drehten sich deswegen sogar verwundert nach mir um. Aber ich war stolz und sog die frische Luft – mit der Überzeugung, dass ich mit jedem Meter kräftiger wurde – tief in meine Lungen ein.

Als ich beim Bäcker dann in der Schlange stand, fiel mir auf, dass das Tragen von Jogginghosen nicht unbedingt einen Ausdruck von Sportlichkeit darstellte. Manche Zeitgenossen trugen dieses Kulturgut ja schon zu Beginn des Tages, aber eher um ihre unförmige Figur zu verdecken als sportliche Ambitionen zu hegen. Jetzt verstand ich auch, warum es den Sportartikelherstellern so gut ging. Sportlich Ambitionierte brauchten stets den neuesten Sportdress, um sich von der großen Zahl von Distanzsportlern besser zu unterscheiden.

Paradox!

Ich hatte Bedenken, ob ich mich noch richtig aufgehoben fühlte in dieser riesigen Gruppe von Distanzsportlern. War ich auf dem Weg zu einem Fitnessfan, der sich irritiert fühlte, wenn Nichtsportler das gleiche Outfit anzogen? Wollte ich nicht mehr mit Menschen verwechselt werden, die offensichtlich nichts für ihren Körper taten, nur weil ich morgens ein paar Übungen gemacht hatte? Wie schnell entstanden doch Vorurteile und gesellschaftliche Zwänge. Vor mir auf der Verkaufstheke lag die Bäckerzeitung. Sie zog meinen Blick geradezu an. „Vollkorn, die Basis der gesunden Ernährung“ lautete die Schlagzeile. Nichts Neues, aber ein kleiner Wink? Ich entschied mich für einen Kompromiss und kaufte ein Baguette und ein Vollkornbrötchen. Schließlich wollte ich ja nicht übertreiben.

Bei Muttern schmeckt's am besten

Zur Begrüßung klopfte mir meine Mutter mitleidig auf die Schultern. Sie war natürlich schon von ihrer voreiligen Schwiegertochter informiert worden. Mein Vater wusste von nichts und fiel aus allen Wolken. Manchmal dachte ich, dass die Ahnungslosigkeit und Tollpatschigkeit von Männern daher rührte, weil sie absichtlich dumm gehalten wurden. Mein Vater war hin und her gerissen. Einerseits liebte er seine Schwiegertochter. Andererseits wollte er mir auch seine väterliche Solidarität bekunden. Meine Mutter versuchte, meinen Schmerz mit einem üppigen Mahl zu heilen. Es gab Rindsrouladen, meine Lieblingsspeise, zumindest als ich noch bei Muttern gewohnt hatte. Dazu die gute selbst gemachte Soße, Kartoffeln und Rotkohl. Eigentlich hatte ich zwar vor wenigen Tagen beschlossen, ein wenig auf meine Figur zu achten und mich beim Essen zurückzuhalten, aber heute funktionierte dieser Vorsatz nicht. Nach der dritten Roulade hatte sich der Druck in meinem Bauch so dramatisch erhöht, dass ich den Gürtel weiter schnallen musste. Das letzte Loch des Gürtels war

Profi-Tipp

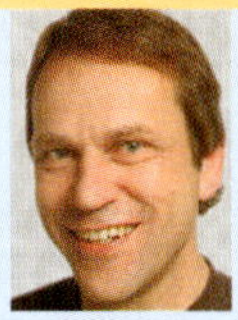

Rote Soßen, braune Soßen

Um Kalorien zu sparen, sollten Sie gerade bei fettreichen Soßen Zurückhaltung üben. Auch wenn Sie nicht wissen, wie sich die Soße zusammensetzt, hilft die Farbe oft weiter. Braune Soßen, hell oder dunkel, sind meist mit Sahne und/oder Mehlschwitze angerührt und damit recht kalorienreich. Rote Soßen hingegen basieren meistens auf Tomatenpüree; hier dürfen Sie also eher zuschlagen.

AUS DER PRAXIS

Wann ist der Sättigungsgrad erreicht?

Verhaltensfehler sind eine der wesentlichen Ursachen für Übergewicht. So folgen wir – im Kindesalter oft noch mit Widerstand, später dann bereitwillig und aus falscher Rücksichtnahme – der Aufforderung, den Teller immer leer zu essen, ohne die Sättigung als natürliche Essbremse zu beachten. Ein bekanntes Experiment konnte dies belegen: Die Teilnehmer einer Versuchsgruppe verspeisten genau die Menge an Suppe, die sie sättigte. Am nächsten Tag wurde ihnen erneut Suppe vorgesetzt. Allerdings hatten dieses Mal alle Teller, aus denen sie löffelten, einen unsichtbaren Zulauf unter dem Tisch. Die Teilnehmer sollten wieder bis zur Sättigung essen. Da sich ihre Teller aber trotz Löffelns unbemerkt füllten, aßen sie fast doppelt so viel, bis sie angaben, satt zu sein.

Ernährungspyramide

Wie sollte sich unsere Nahrung zusammensetzen? Die nachfolgende Ernährungspyramide kann eine Hilfe sein, auch wenn neue Erkenntnisse sie ständig ergänzen:

Kohlenhydrate, die aus verschieden langen Zuckermolekülen (Glukose) bestehen, sind unsere effektivsten Energielieferer. Wenn Muskel- und Nervenzellen arbeiten, nehmen sie die Blutzuckermoleküle als Brennstoff dankbar auf, weil sie daraus bei ausreichend Sauerstoffzufuhr auf einfache Weise reichlich Energie gewinnen können. Die benötigte Energie für Muskeln oder Gehirn wird also am besten durch Verbrennung der Glukose erzeugt. Als Abfallprodukte entstehen H_2O, Wasser, und CO_2, Kohlendioxid, das abgeatmet wird. Eine rückstandsfreie Verbrennung, ideal für unseren Stoffwechsel. Deswegen sollte unsere Nahrung überwiegend aus Kohlenhydraten, also Getreideprodukten, Reis, Nudeln oder Kartoffeln bestehen (35%).

Eiweiß (Proteine) brauchen wir zur Zellregeneration, nicht zur Energiegewinnung. Nicht nur Haut- und Schleimhautzellen werden dauernd ersetzt, viele weitere Organe brauchen ständig Proteine zum Neuaufbau ihrer Strukturen. Die meisten Hormone und die Blutzellen bestehen im Wesentlichen aus Eiweißketten. Deswegen sollten Fleisch, Fisch und Milchprodukte auf unserem Speisezettel stehen. Mit 15 % decken wir aber unseren Bedarf vollends. Führen wir Proteine im Überfluss zu, verbrennt sie unser Organismus. Dabei entsteht als Abfall Harnsäure. Harnsäure ist ein Gift, das sich in den Gelenken ablagert und zu Gicht und anderen Krankheiten führen kann.

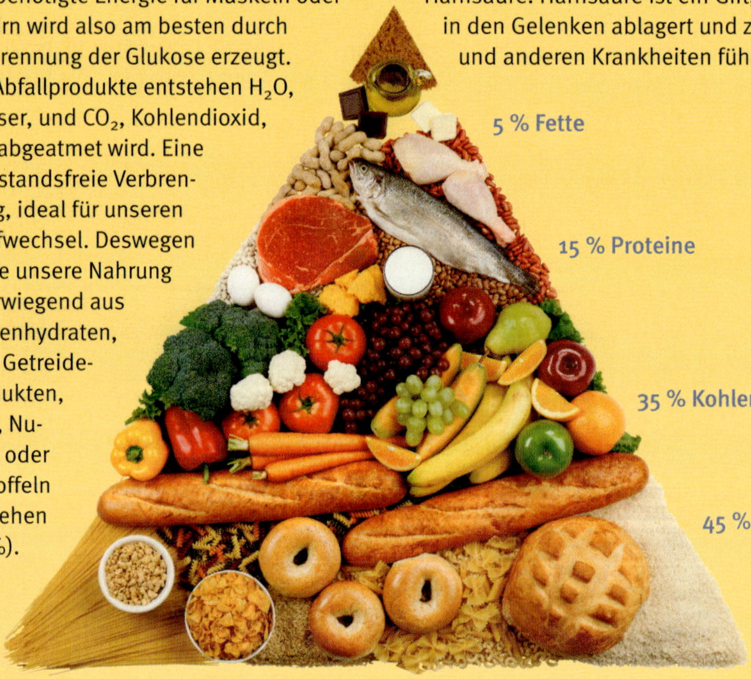

Fette sind ebenfalls wichtig. Manche Vitamine lassen sich nur in Fetten in der Nahrung transportieren. Als wertvolle Fette tun sich Rapsöl und Olivenöl hervor. Ihr Anteil sollte 5 % allerdings nicht übersteigen. Dies ist in der Tat schwierig zu dosieren, weil schon geringe Mengen die zugeführte Kalorienzahl in die Höhe treiben. Wenn Sie beispielsweise 10 Gramm Butter jeden Morgen auf Ihre Brötchen streichen, ergibt das 3,5 Kilogramm Fett im Jahr.

Hauptbestandteil unserer Kost stellen idealerweise **Gemüse** und **Obst** dar. Sie sind die entscheidenden Vitamin- und Mineralstofflieferer, daran besteht kein Zweifel. Eine Überdosierung gibt es nicht! Wertvoll sind sie auch, weil sie **Ballaststoffe** enthalten, die unsere Verdauung geschmeidig halten und den Transport des Stuhlgangs vor Verzögerungen bewahren.

Kohlenhydrate

Einfach Zucker – Glucose

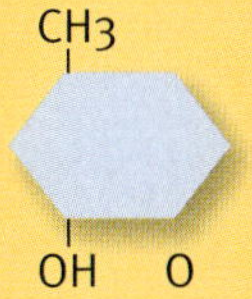

Kurzkettig (Stärke)

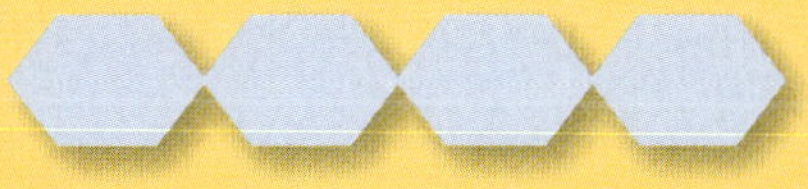

Langkettig (Vollkorn)

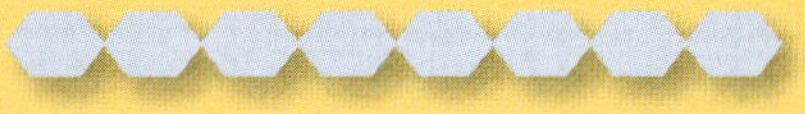

Warum Vollkornprodukte besser sind

Grundbaustein der Kohlenhydrate ist das Glukosemolekül, unser Blutzucker. Zucker in reiner Form ist ohne weitere Verdauungszeit bereits 2 Minuten nach Aufnahme als Blutzucker im Blut nachweisbar. Aber weil er nicht verdaut werden muss, nimmt er auch nicht das Hungergefühl, sodass der Magen Nachschub fordert. Mehl oder auch Getreideflocken bestehen überwiegend aus Kohlenhydraten. Feines weißes Mehl, wie es für Baguette oder Brötchen verwendet wird, besteht aus 4 Glukosemolekülen. Diese werden nach Aufnahme relativ schnell von Speichel und Magensäure zersetzt und in den Blutkreislauf abgegeben. Vollkornmehle hingegen sind Kohlenhydratketten von mindestens 12 Glukosemolekülen.

Die Vedauung optimieren

Das bedeutet für den Magen eine sehr viel längere Verdauungszeit: Die bei der Zersetzung frei werdende Glukose geht also sehr viel langsamer ins Blut über. Ein Weißmehl- und ein Vollkornbrötchen mögen die gleiche Kalorienzahl haben, da die Verdauung des Vollkornbrötchens aber länger dauert, werden die enthaltenden Kalorien erst allmählich frei. Dadurch stellt sich das nächste Hungergefühl sehr viel später ein. Außerdem enthalten Vollkornprodukte **Ballaststoffe**, die unsere Verdauung regulieren.

Wissen

Schnaps hilft nicht bei der Verdauung

Hochprozentiger Alkohol wie Grappa oder Cognac lässt die Muskulatur der Magenwände erschlaffen. Dadurch vermindert sich der Druck, der nach einem opulenten Mahl im Magen entsteht. Isst eine Person über den Sättigungsgrad hinaus, wird dieser Fehler durch den Verdauungsschnaps nicht korrigiert, sondern nur verschleiert. Ein Gläschen in Ehren ist erlaubt, sollte aber eine Ausnahme bleiben: Denn auch hier kann eine Gewöhnung einsetzen.

erreicht. Dabei griff ich wieder mal den Gedanken auf, mir doch endlich diese schicken amerikanischen Hosenträger zu kaufen, die einem gewisse Peinlichkeiten ersparen konnten. Bei Tisch war die Trennung das beherrschende Thema und keiner von uns achtete darauf, wie viel eigentlich gegessen wurde. Ich hatte keine Erfahrung in solchen Gesprächen, doch glaubte ich, dass die Diskussion in einer solchen Situation überall ähnlich ablief. Vater fragte dauernd, ob denn nicht noch etwas zu machen sei, während Mutter ständig überlegte, welchen Verwandten sie es denn zuerst mitteilen müsse. Als die Zitronencreme serviert wurde, hatte ich bereits den zweiten Schnaps zur Entspannung meiner Magenwände hinabgespült und bat meine Mutter dringend um einen Espresso.

Nach dem Essen sollst du ruhen …

Oder tausend Schritte tun! Wir machten beides. Erst legten wir uns aufs Ohr, ein Verhalten, das in Sabines Anwesenheit nie möglich gewesen wäre. Ich kam mir vor wie zu früheren Zeiten. Und prompt, beim anschließenden Spaziergang stellte meine Mutter auch fest, dass ich in der großen Wohnung nicht allein leben könne. Ich solle doch wieder zu Hause einziehen. Aber mein Blick musste wohl so überzeugend gewesen sein, dass sie das Thema nicht weiter vertiefte.

An dieser Äußerung und meiner anhaltenden Trägheit merkte ich, dass es besser war, noch vor dem Kaffeetrinken die Kurve zu kratzen. Ich konnte meine Eltern ja verstehen. Sie hatten inzwischen mehr als 45 Jahre lang eine doch recht glückliche Ehe geführt. Für sie war eine Trennung immer etwas Abstraktes, das andere zwar treffen konnte, nicht aber in der eigenen Familie vorkam. Aber sie hielten ihren moralischen Zeigefinger verborgen. Ich hoffte nur, dass mit dieser Offenbarung meiner neuen Lebenssituation nicht auch eine neue Ära der Einflussnahme begann. Wie anstrengend Sonntage doch sein konnten! Ich war froh, schon morgens meinen Zweikampf gewonnen zu haben und genoss die Flasche Bier bei den Berichten zur Zweiten Bundesliga.

Aktives Atmen mit der Adlerübung

Stellen Sie sich vor, Sie wären ein Adler kurz vor dem Abflug: Gehen Sie etwas in die Knie, Ihr Oberkörper ist leicht vorgeneigt und die Arme sind nach hinten unten ausgestreckt. Mit der Einatmung strecken Sie nun Ihren Körper, stellen Sie sich dabei auf die Zehenspitzen, die Arme sind wie zum Gleitflug zur Seite ausgebreitet und nach außen gedreht.

In dieser Position halten Sie mit dem Atmen kurz inne, dann kehren Sie beim Ausatmen ganz langsam wieder in die Ausgangsposition zurück. Wiederholen Sie diese Atemübung 5 Mal ganz langsam. Die tiefen Atemzüge und die Körperstreckung sorgen für eine erfrischende Sauerstoffdusche.

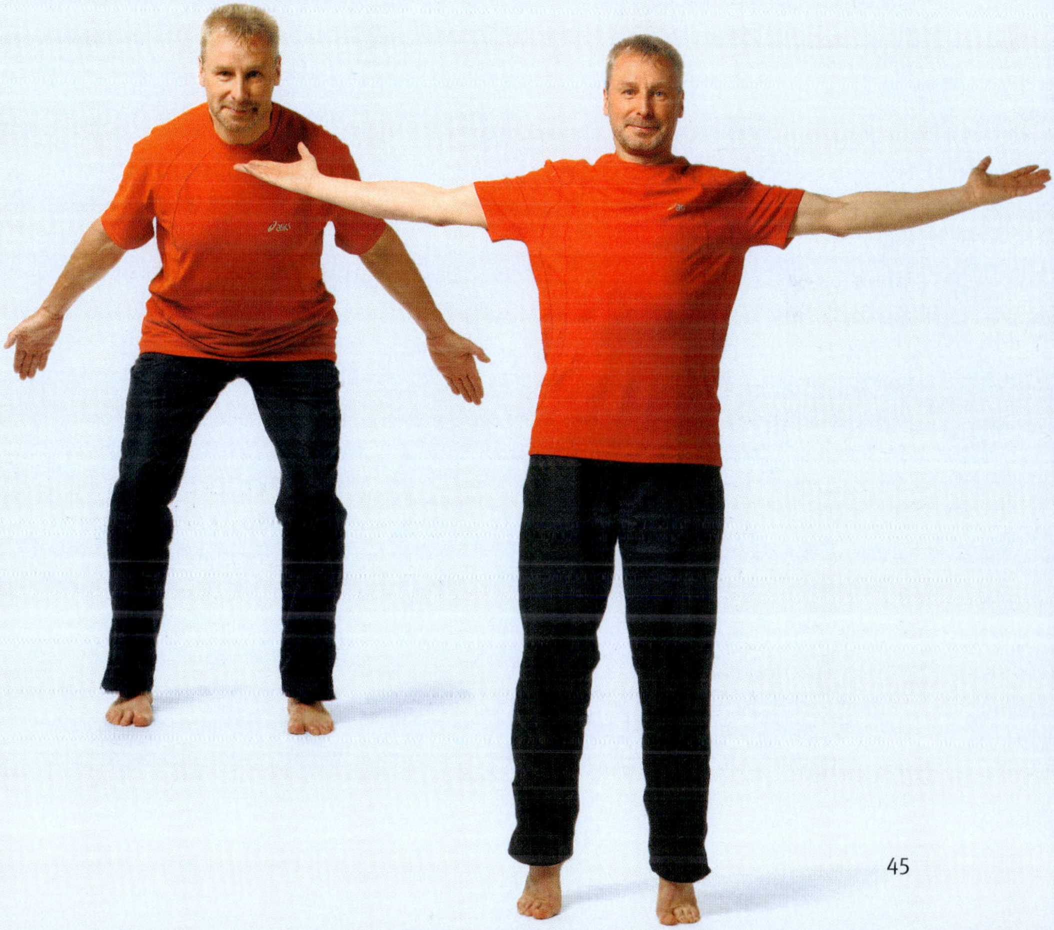

Berg- und Talfahrt

Die Trennung von Sabine hatte sich inzwischen herumgesprochen, obwohl ich doch versucht hatte, diese Information vor der neugierigen Umwelt zu verbergen. So wurde ich eines Tages auch von der besten Sekretärin der Welt angesprochen – Petra, Mitte 50 und sehr resolut, wenn es um die Abschottung ihres Chefs vor nervigen Klienten ging. Dass ein Mann plötzlich allein auf sich gestellt, sein Leben mit all den Alltagsschwierigkeiten wie Einkaufen, Kochen, Wäschewaschen und Bügeln meistern konnte, war für sie nicht unbedingt vorstellbar. Vielleicht hatte aber auch mein Schicksal ihre Muttergefühle geweckt. Jedenfalls entwickelte sie mir gegenüber eine besondere Fürsorge, die sich vor allem auf die Versorgung mit gesundem und ausgewogenem Essen konzentrierte.

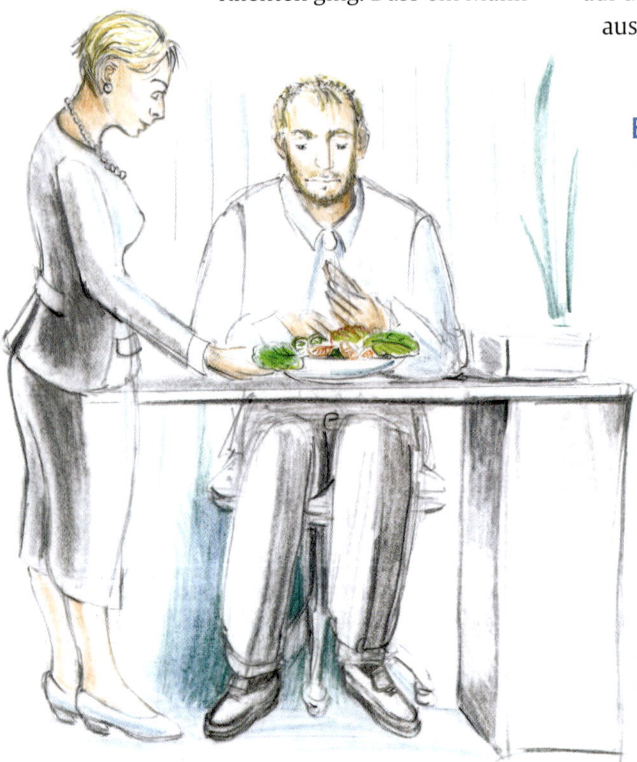

Eine konsequente Frau

Petra selbst hatte nach langen Kämpfen mit ihrer Figur zu sehr ansprechenden Proportionen zurückgefunden und hielt dieses Gewicht nun schon über Monate. Ich wusste allerdings nicht, ob sie auch zu den Fitnessjüngern gewechselt war. Doch ihre Disziplin, die sie beruflich auszeichnete, übertrug sie auch auf ihr Essverhalten. Sehr zu meinem Leidwesen hatte sie inzwischen alle Tüten mit Gummibärchen aus dem Büro verbannt und nur für wichtige Geschäftstermine noch eine eiserne Reserve an Keksen in der Hinterhand.

AUS DER PRAXIS

Kekse und Insulin

Kekse zum Kaffee stellen einen besonderen Ausdruck unserer Genusskultur dar. Auf der Suche nach den heimlichen Dickmachern stehen sie neben Konfekt und Schokoriegeln ganz oben auf der Hitliste. Zwar ist ihr Kaloriengehalt eher gering, aber ihre Wirkung ist fatal. Da Kekse fast ausschließlich aus Zucker bestehen, bewirkt ihre Aufnahme keine weitere Verdauungsleistung. „Bringt verbrauchte Energie sofort zurück“ heißt ein häufig zitierter Spruch aus der Werbung, der hier ausnahmslos zutrifft. Nach 2 Minuten lässt sich der zugeführte Zucker als Blutzucker im Blut nachweisen. Durch den raschen Anstieg an Blutzucker, auch wenn die Gesamtmenge nur gering ist, steigt auch das Insulin im Blut an. Insulin drückt aber nicht nur Zucker in die Muskel- und Nervenzellen, es blockiert auch die Fettverbrennung in den Fettzellen. Das ist ja sinnvoll: Wenn das Blut schon genügend Energieträger aufweist, brauchen nicht noch mehr aus den Depots mobilisiert werden. In der Konsequenz bedeutet dies aber, ein paar Kekse, die Sie gegen 16.00 Uhr zum Kaffee genießen, stoppen Ihre Fettverbrennung bis etwa 17.30 Uhr. Verzichten Sie daher auf diese kleine Zwischenmahlzeit. Das gilt auch für die Chipstüte am Abend auf der Couch. Dann können Sie Ihr Gewicht erfolgreich reduzieren.

Die lieben Mitmenschen

Nachdem sie nun also von meinem neuen Single-Dasein erfahren hatte, begann sie mir jeden Mittag pünktlich um 12.30 Uhr einen frischen Salat mit selbst gebackenem Vollkornbrot zu servieren. Bis dahin war die Essenseinnahme für mich eher zufällig bestimmt. Manchmal hatte ich mir tagsüber zwischen zwei Gesprächsterminen schnell eine Currywurst gegönnt, oft gab es Arbeitsessen beim Italiener um die Ecke, hin und wieder ernährte ich mich auch von Schokolade oder Keksen. Eigentlich war ich ja durch die Trennung und die neuen Aktivitäten, die mir Frank aufgedrückt hatte, schon genügend gefordert. Nun begann diese Frau auch noch sich um mein Essverhalten zu kümmern. Gefiel ihr mein kleiner Bauchansatz etwa nicht? Ich gab ja zu, dass meine Hosen immer deutlicher spannten. Aber so viel Umstellung, so viel Gesundheit auf einmal konnte doch nicht gut sein, oder?

Petra kümmerte sich um mich

Aber mein Widerstand gegen diese gut gemeinte Bevormundung war nur zaghaft und schnell überwunden. Warum konnte ich mich gegen mei-

Das vegetative Nervensystem

Das vegetative Nervensystem steuert alle wichtigen Vorgänge unserer inneren Organe. Es misst den Puls und weist das Herz an, schneller zu schlagen oder langsamer. Es bestimmt den CO_2-Gehalt im Blut und entscheidet, ob unsere Atmung tiefer oder flacher sein kann. Auch das gesamte Verdauungssystem wird durch das vegetative System bestimmt. Früher wurde es als „autonomes Nervensystem" bezeichnet, weil man dachte, diese Nerven würden unabhängig von äußeren Einflüssen arbeiten. Das stimmt leider nicht. Heute wissen wir, dass Störungen im vegetativen Nervensystem viele Krankheiten verursachen können. Das System setzt sich aus zwei Partnern zusammen, Sympathikus und Parasympathikus, die sich ergänzen und auf gegenteilige Art die Organe steuern.

Sympathikus macht uns aktiv

Der eine Partner heißt Sympathikus. Er verläuft vom Stammhirn über eine Bahn im Rückenmark, tritt hauptsächlich in Höhe der Brustwirbelsäule mit den Nervenwurzeln aus der Wirbelsäule aus und führt dann in feinen Bündeln zu allen Organen des Brust- und Bauchraums. Charakterlich ist er derjenige, der für äußerlich erkennbare Aktivität sorgt. Wenn er feuert, dann weiten sich die Bronchien, es strömt mehr Luft in die Lungen. Dann schlägt das Herz schneller und der Blutdruck steigt. Die Pupillen werden weiter, es gelangt mehr Licht in den Augapfel. Gleichzeitig bremst der Sympathikus jedoch die Tätigkeit des Magens und des Dünndarms. Nieren und Leber arbeiten dann auf niedrigem Niveau und auch die Sexualorgane werden gedrosselt. Der ganze Organismus wird auf körperliche oder geistige Arbeit eingestellt, die Regulationen der Verdauungsorgane und der anderen inneren Organe hingegen reduziert.

Parasympathikus sorgt für unsere Regeneration

Sein Gegenspieler, Parasympathikus oder auch Vagus genannt, zieht als freier Nerv vom Stammhirn durch den ganzen Körper bis zu den Bauchorganen. Obwohl er alle wichtigen Organe erreicht, ist er nur bleistiftminendick, wenn er das Stammhirn verlässt. Doch wenige Fasern genügen, damit er seine Befehle an jedes Organ übermitteln kann. Manchmal spüren wir seine Existenz unmittelbar, wenn wir beispielsweise einen Schluckauf haben. Dann wurde er auf dem Weg vom Brustraum in den Bauchraum am Zwerchfell irritiert. Er agiert genau entgegengesetzt zum Sympathikus. Wenn der Parasympathikus aktiv ist, werden die Bronchien eng gestellt, der Blutdruck sinkt, der Herzschlag verringert sich. Doch der Magen erhält jetzt die Anweisung, mehr Salzsäure zu produzieren, der Dünndarm wird aktiviert und auch Leber und Nieren arbeiten auf Hochbetrieb. Sollen die Sexualorgane aktiv werden, muss der Vagus ebenfalls die Befehle geben.

Gegenläufige Aktivitätskurven, die sich ergänzen

Sympathikus und Parasympathikus ergänzen sich, beide folgen im Tagesverlauf bestimmten Aktivitätskurven. So startet der Sympathikus morgens langsam, hat nach seinem Vormittagshoch ein Mittagstief, steigt dann zum Nachmittag hin wieder an und fällt zum Abend schließlich erneut ab. Die Kurve des Vagus verläuft genau entgegengesetzt: Er hat sein Hoch sinnvoller Weise zu den gewöhnlichen Essenszeiten: morgens, mittags und abends. Dazwischen ruht er. Wenn beide Kurven sich gegenläufig zeigen, spricht man von einem ausgeglichenen Nervensystem. Doch der Mensch kann sich mit seinem Willen über diesen natürlichen Verlauf hinwegsetzen und mithilfe des Sympathikus von morgens bis abends durchgehend gleich hohe Leistung erbringen. Das wird eine Zeit lang akzeptiert. Über kurz oder lang werden aber bei ständiger Ignoranz dieser Ordnung Störungen im System auftreten.

Wenn der Rhythmus nicht mehr stimmt

So kann es passieren, dass der Magen ohne Befehl auf einmal aktiv wird; es kann zu einem Reizmagen kommen. Oder das Herz fängt plötzlich grundlos an zu rasen, eine unerwartete Herzfrequenz von 120 Schlägen pro Minute beim gemütlichen Sitzen auf dem Sofa beunruhigt enorm. Der Arzt findet trotz aufwendiger Untersuchungen keinen Organschaden. Es ist ja auch kein Organ gestört, sondern der Rhythmus des Nervensystems. Die Ärzte stellen dann häufig solch imposant klingende Diagnosen wie vegetative Dystonie oder psychovegetative Labilität, die auf eine Störung des Nervensystems hinweisen. Dann lohnt es sich, unbedingt den Aktivitätskurven der beiden Partner Rechnung zu tragen und ihre Hochs und Tiefs zu beachten. Denn medikamentös kann man nur wenig – und immer mit Nebenwirkungen – tun.

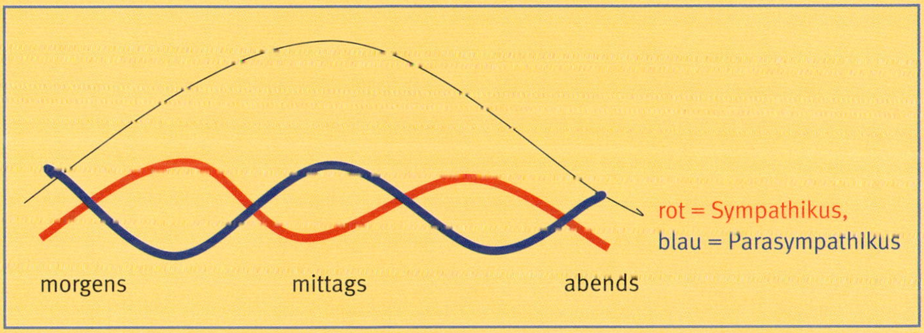

Profi-Tipp

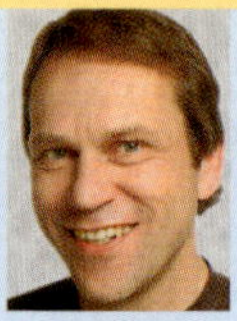

Entspannungspausen nicht vergessen

Entspannung im Büro tut Not. Gönnen Sie sich zur Hälfte des Arbeitstages eine Erholungspause. Setzen Sie sich in einen bequemen Sessel. Hören Sie sanfte Musik über den Walkman, machen Sie ein paar moderate Bewegungsübungen oder einen kleinen Spaziergang, nur nicht gerade durch den Supermarkt. Das gibt Ihrem Nervensystem die nötige Ausgeglichenheit und schafft neue Energie.

ne resolute Sekretärin nur so schwer durchsetzen? Vielleicht war mir das Thema ja nicht so wichtig, um mit großem Energieeinsatz dagegenzuhalten? Doch insgeheim ertappte ich mich sogar dabei, dass ich es genoss, wenn sie sich um mich kümmerte. Das Gefühl, umsorgt zu sein, war mir ja mit Sabines Auszug jäh entrissen worden. Also ließ ich sie dankbar gewähren.

Das Verhältnis zwischen Petra und mir lebte wie zwischen einer guten Sekretärin und ihrem Chef von bedingungslosem Vertrauen. Nicht nur, weil wir so viele Stunden des Tages miteinander verbrachten. Sie hatte Einblick in alle Geschäftsabläufe und damit auch in meine finanzielle Situation. Sie kannte alle meine Schwächen, um nicht dieses unangenehme Wort „Laster" zu benutzen. Sie konnte aber geduldig abwarten, bis ihre Stunde kam, wenn sie sich in den Kopf gesetzt hatte, mir etwas auszutreiben. Als sie damals das Rauchverbot im Büro durchsetzte, begann sie nicht mit „Nichtraucherbelästigung" oder ähnlich offiziellen Anspielungen. Nein, mit Beginn der kalten Jahreszeit entwickelte sie sich zur Frischluftfanatikerin und riss nach jeder Zigarette von mir die Fenster auf. Als dann im darauf folgenden Frühjahr die erhöhte Heizkostenrechnung einging, aktivierte sie meinen Geschäftssinn – und der war erfolgreicher zu motivieren als gesundheitliche Argumente dies geschafft hätten.

Ich – und Leistungsknick?

Als mir diese engagierte Dame mittags mal wieder einen Salat hinstellte, wollte sie mir unbedingt noch erzählen, warum denn ein leichtes Mittagessen zum Erhalt der Leistungsfähigkeit in Ruhe und Entspannung wichtig war. War ihr aufgefallen, dass ich in letzter Zeit gerade um die Mittagszeit oft durchhing? Ihr entging aber auch nichts! „Man kann nicht immer unter Volldampf fahren", meinte sie kurz und knapp. „Sie sollten wirklich mal ein bisschen kürzer treten. Die Geschäfte laufen doch gut."

Zwischendurch mal relaxen

AUS DER PRAXIS

Kein Mensch kann 8 Stunden lang konzentriert auf gleichem Leistungsniveau arbeiten. Nicht nur der Rücken auch das Gehirn braucht Entspannungsphasen. Auf der Suche nach neuen Ideen oder Lösungen lohnt sich oft der Blick auf andere Kulturen. Die Chinesen haben die Schwankungen in der menschlichen Leistungskurve schon seit Jahrhunderten in ihren Arbeitsabläufen berücksichtigt. So ist es in chinesischen Firmen durchaus üblich, in der Mittagspause nach dem Essen, Kollege an Kollege liegend, eine halbe Stunde zu ruhen. In Deutschland dauert die Mittagspause oft keine halbe Stunde. Wer als Verantwortlicher will, dass seine Mitarbeiter nicht verschleißen, sollte Entspannungsmöglichkeiten anbieten. Es muss ja nicht liegend auf einer Matte sein.

Zunächst dachte ich, nun sei sie mit ihrer Besorgnis zu weit gegangen. Doch mein mittäglicher Leistungsknick beunruhigte mich schon und so ließ ich mir die Sache mal von meinem Hausarzt erklären. „Die Müdigkeit zur Mittagszeit ist völlig normal. Das vegetative Nervensystem, das unsere inneren Organe, insbesondere die Verdauungsorgane steuert, verlangt in der Mitte des Tages eine Ruhephase. Deswegen durchschreitet Ihre Konzentrationskurve zu dieser Zeit ein Tal. Sie können diese Zeit der Leistungsschwäche also ruhig nutzen, um eine kleine Pause zu machen und etwas leichte Kost zu sich zu nehmen." Gesagt, getan! Wie glücklich konnte man sich doch schätzen, wenn man eine so aufmerksame Sekretärin hatte.

Ein kleiner Muntermacher

Aber mein Hausarzt gab mir nicht nur wissenschaftliche Erklärungen. Er wies mich auch klar darauf hin, dass ich nach ausreichender Entspannung ja wieder in Gang kommen müsse. Deswegen empfahl er mir eine kleine Kreislaufanregung. Es war offensichtlich, dass er dabei versuchte, das Wort Übung unbedingt zu vermeiden. Ich wusste, dass auch er eher ein Sportmuffel war, so wie ich. Er war aber offen für alle Möglichkeiten, mit denen sich Medikamente vermeiden ließen. So bekam ich, ehe ich mich versah, nicht nur von Frank, sondern auch noch von ärztlicher Seite eine Erweiterung meines Übungsspektrums verpasst. Hatten sich denn nun alle gegen mich verschworen? Wie glücklich waren doch die Zeiten, in denen die Ärzte nur ihren Rezeptblock kannten, wenn es um die Behebung von kleinen Beschwerden ging.

Wadenpumpe

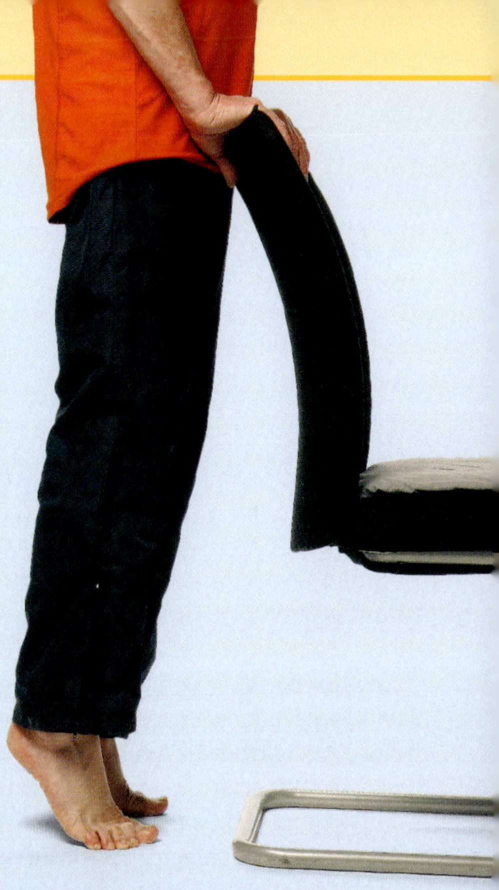

Um die Sauerstoffversorgung des Gehirns um 25 % zu steigern und damit Ihre Konzentration zu verbessern, brauchen Sie 1 Minute – mit der Wadenpumpe: Wippen Sie im Stehen von den Zehenspitzen auf die Hacken und wieder zurück. So pumpen die aktivierten Wadenmuskeln das in den Beinen versackte Blut schneller Richtung Herz zurück, es wird in den Lungen rascher mit Sauerstoff beladen und erreicht durch die verbesserte Umverteilung in größerem Maße das Gehirn. Probieren Sie es aus, es funktioniert.

Dehnen der Beugesehnen

„Mausfinger", Sehnenscheidenentzündungen, Tennisellenbogen, Schulterprobleme entstehen, wenn durch ständigen Einsatz die Beugemuskeln des Unterarms immer stärker und die Strecker vernachlässigt werden. Um diesem Problem vorzubeugen, dehnen Sie einmal pro Stunde Ihre Unterarmbeuger. Das geht auch im Sitzen.

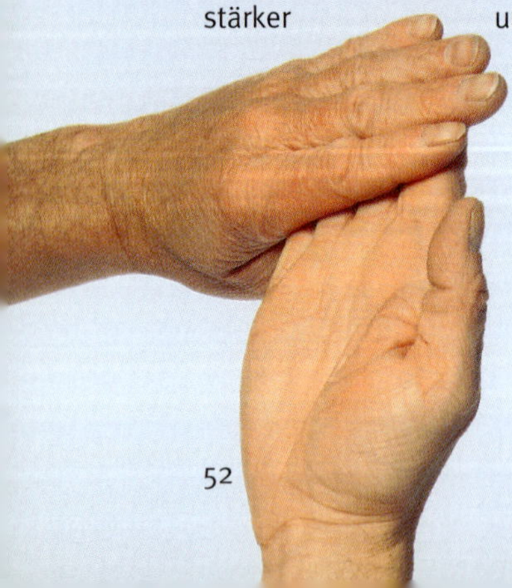

Halten Sie Ihre linke Hand vors Gesicht. Greifen Sie mit der rechten Hand die vier Langfinger und drücken Sie die Handinnenfläche von sich weg, während Sie den Ellenbogen strecken. Schnell werden Sie den Zug auf die Beugesehnen spüren. Halten Sie die Position 10 Sekunden, dann die Hände wechseln.

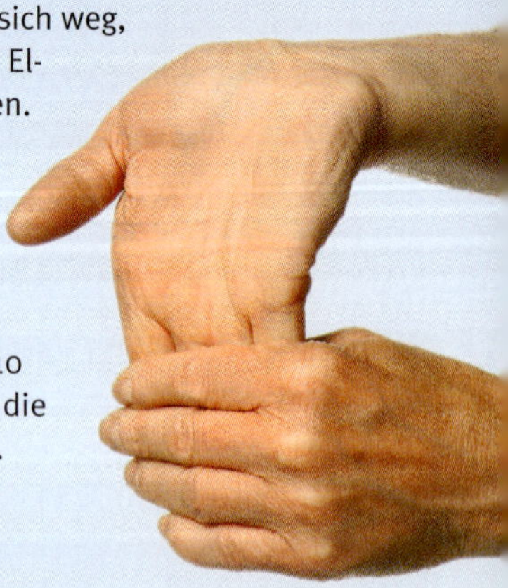

Wie viel Power ist schlauer?

Wie ich erfahren hatte, war Sabine zunächst zu ihren Eltern gezogen. Zum Glück! Das ersparte es uns fürs Erste, den Hausstand zu trennen. Als sie ihre restliche Kleidung und persönlichen Dinge holen wollte, bat ich Frank, ihr zu helfen. Damit es schneller ging. Auch hatte ich keine Lust auf eine Begegnung mit ihr. Ich wollte ihr schlechtes Gewissen nicht entlasten und ging deshalb Fragen nach meinem Befinden aus dem Weg. Denn ehrlicherweise hätte ich dann zugeben müssen, dass ich körperlich seit kurzem besser drauf war und sich der seelische Schmerz in Grenzen hielt. Für Franks kameradschaftlichen Einsatz bedankte ich mich am Tag darauf mit einer Flasche Rotwein. Hatte er mir gegenüber doch mal erwähnt, dass er einen guten Tropfen durchaus zu schätzen wisse. Ich traf ihn mal wieder im Jogginganzug an. Wobei zu bemerken war, dass der Schnitt und das Material seiner Freizeitkleidung sich deutlich von der meiner beim Bäcker angetroffenen Mitmenschen unterschied. Auch hatte ich mir zwischenzeitlich überlegt, ob ich nicht vielleicht auch in ein neues Outfit investieren sollte. Denn Franks Jogginganzug machte wirklich ordentlich was her.

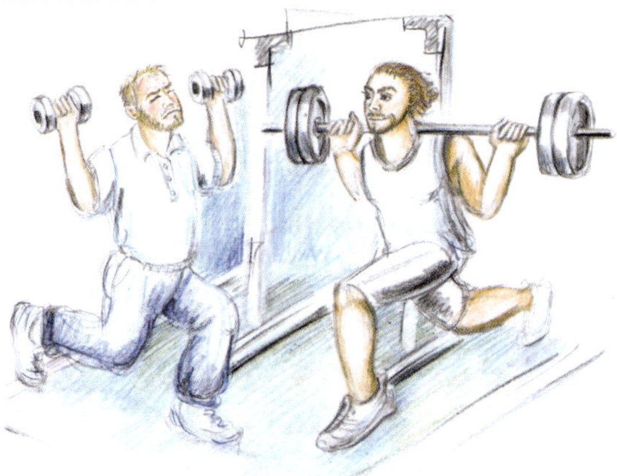

Drangekriegt?

Nachdem er die Flasche dankend entgegengenommen hatte, fragte er verhalten, ob ich nicht Lust hätte auf ein kleines Krafttraining. Ich war überrascht. Dachte ich doch, meine kleinen Aktivitäten, die ich inzwischen brav absolvierte, wären ausreichend. Aber ich musste zugeben, dass ich an diesem Tag außer dem Zähneputzen in der Abfahrtshocke noch nichts weiter gemacht hatte. Daran hatte ich mich wirklich schon gewöhnt. Jeden Morgen, wenn ich die Zahnbürste in die Hand nahm, kam der Reflex: Knie beugen, Hintern raus und wippen.

Wissen

Bewegung stärkt den Körper
Während Sportler in der Regel nur die Muskelgruppen trainieren, die sie zur optimalen Ausübung ihres Sportes brauchen, berücksichtigt gesundheitsorientiertes Training die zum Ausgleich von Defiziten erforderlichen Übungen. Es kommt dabei nicht auf Leistung an. Ziel ist es, Schwächen des Körpers abzubauen, die sich durch Bewegungsmangel oder einseitige Belastung eingestellt haben.

Mit den anderen Dingen klappte es noch nicht so ganz, sie konnten schon mal ausfallen. Mit den Stöcken allein im Park zu walken, bereitete mir noch allerhand Probleme. Zwar stellte ich fest, dass mir die Bewegung grundsätzlich gut tat und spürte gerade durch den Einsatz der Stöcke, wie meine Kraft im Schultergürtelbereich zunahm. Aber das hämische Grinsen mancher Halbstarker im Park irritierte mich schon etwas. So hatte ich meine Outdoor-Aktivitäten nun auf die Morgenstunden verlegt. Da waren die Jungs noch nicht auf.

Immer für Überraschungen gut

„Ich zeig dir mal was", überbrückte Frank mein Zögern und ging mit mir in den Keller. Ich war verwundert. Wir nutzten unseren Keller von Anfang an nur als Abstellraum, obwohl ich mir auch schon öfters überlegt hatte, ob sich dort nicht ein schöner Partyraum einrichten ließe. Das, was mir Frank nun präsentierte, hatte ich nicht erwartet. Ein komplettes Fitnessstudio, zumindest nach meiner Einschätzung. Mit vielen Kraftmaschinen, Rudergerät und Heimtrainer.

„Jetzt weiß ich auch, wo und wie du deine Muskelpakete erworben hast", brachte ich mein Erstaunen unverhohlen zum Ausdruck. Wobei ich mir noch nicht im Klaren darüber war, ob ich denn fasziniert oder abgeschreckt reagieren sollte. Schön, wenn man solche Geräte hat, dachte ich bei mir. Doch erkannte ich gleich – so wie ich dies an meiner Sammlung von Heimwerkermaschinen früher auch schon erkannt hatte –, dass sich bei meinem spontanen Wunsch hier in erster Linie der männliche Sammeltrieb bemerkbar machte. So etwas will ich auch haben – ohne zu wissen, wozu ich es brauchte und ob ich es auch wirklich benutzte!

Konnte Frank Gedanken lesen?

„Keine Sorge, all diese Geräte brauchst du nicht, um meinen Muskeln nachzueifern. Die meisten davon habe ich mir am Anfang meiner Sportlerkarriere zugelegt, aber das Training damit wird schnell langweilig. Im Grunde reichen zwei Hanteln, die ein bis zwei Kilogramm schwer sind, und vielleicht eine Langhantel mit Hantelbank. Notfalls gehen auch einfach Wasserflaschen und ein Hocker. Ich geb dir mal ein Beispiel."

Und schon drückte er mir das bekannte Paar Hanteln in die Hände, nahm sich selbst eine Stange mit Gewichtsscheiben – ich glaube, es war eine Langhantel –, legte sich diese in den Nacken und begann einen Schritt nach vorn zu machen. Nachdem er diesen Vorgang fünfmal wiederholt hatte, forderte er mich auf, meine Hanteln wie ein „U" neben dem Kopf zu halten und in dieser Stellung ebenfalls in den Ausfallschritt zu gehen. Nach zehn Wiederholungen brach er Gott sei´s gedankt ab, weil sich an meinem Schnaufen und meiner Gesichtsfärbung – wie unschwer zu erkennen war – schon eine ungünstige Entwicklung abzeichnete.

Eine kleine Lektion

Dann erklärte er mir: „Wir haben beide die gleichen Muskelgruppen trainiert, die Oberschenkelstrecker und den Schultergürtel. Allerdings hast du mit wenig Gewicht und zehn Wiederholungen auf Kraftausdauer trainiert. So steigerst du deine Belastbarkeit. Deine Muskeln ermüden nicht mehr so schnell und deine Knie und dein Schultergürtel werden belastbarer. Aber du erhöhst nicht deine Muskelmasse. Ich hingegen schaff mit den schweren Gewichten maximal fünf Wiederholungen und trainier damit auf Muskelmassenzuwachs. Ich hab also nur Bodybuilding betrieben. Glaub mir, auf die meisten Frauen wirken Muskelpakete ohne Substanz sowieso eher abschreckend. Bleib bei den Hanteln, nur benutz sie täglich."

Profi-Tipp

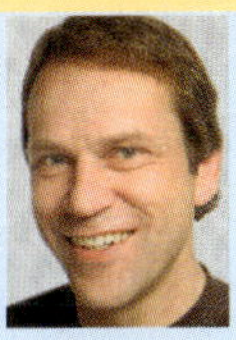

Geräte – müssen nicht sein!
Haben Sie keinen falschen Respekt vor großen Kraftmaschinen und dem vielen Eisen, das daran gestemmt wird. Da die meisten Geräte von Seilzügen gesteuert werden, ist das wahre Gewicht, das Sie drücken, sehr viel geringer. Für die Alltagsbelastung brauchen Sie aber auch das Training der Stabilisierung gegen die Schwerkraft. Deswegen sind freie Übungen mit Kurzhanteln, wie ich Sie in diesem Buch empfehle, effektiver als „Pull down & Co".

Für den Mann ab vierzig

Wenn ich dachte, seine Lehrstunde sei schon vorüber, hatte ich mich gewaltig getäuscht. „Eine der dringenden Übungen", setzte er fort, „für den Mann ab vierzig – ich horchte auf, jetzt wurde es interessant – ist das Bauchmuskel-

Warum Krafttraining für Couch Potatoes sinnvoll ist

Krafttraining muss nicht schweißtreibend sein, um eine Wirkung zu erzielen. Dies stellt ein genauso falsches Vorurteil dar wie die Meinung, dass Menschen, die keinen Sport ausüben, schlapp und ungelenkig sind. Wenige Aktivitäten pro Tag genügen, um sich in Form zu halten. Dies gilt auch für Couch Potatoes, die sich für keine Art von Sport begeistern können. Ob Sie die Werbepause beim Fernsehen, die Morgentoilette oder den Weg zum Kühlschrank nutzen, um sich fit für die Couch zu halten, spielt keine Rolle. Entscheidend ist nur, dass Sie regelmäßig, am besten täglich, ein bisschen was tun. Wer länger auf der Couch aushalten will, ohne Beschwerden zu bekommen, braucht ein paar gezielte Kraftübungen.

Welche Vorteile bringen Kraftübungen für „No Sports"-Anhänger?

1. Sie können schmerzfrei vorm Fernseher sitzen oder die Zeitung lesen.
2. Durch die ausgelöste Kreislaufanregung bleiben sie länger wach.
3. Sie können die Strapazen der Sporthelden im Fernsehen besser beurteilen.
4. Aufgrund der besseren Figur können sie auf dem Weg zum Kühlschrank dem Partner eher imponieren.
5. Sie können mitreden, wenn der Nachbar über seine Fitnesserfolge spricht.
6. Die abendliche Flasche Bier lässt sich besser genießen, weil die Kalorien nicht in die Fettdepots wandern.
7. Ihre Kommentare zu den letzten Sportereignissen werden eher wahrgenommen, weil ihre Haltung aufrechter ist.
8. Auch nach einem langen Fernsehabend können sie sich am nächsten Morgen besser konzentrieren.
9. Sie wirken selbstbewusster und glaubhafter, weil andere den Kraftzuwachs spüren.
10. Auch weniger wichtige Sportereignisse verpassen sie nicht mehr, weil Rasenmähen, Heckenschneiden, Schneeschippen und Zaunstreichen schneller gelingen.
11. Sie haben als Distanzsportler kein schlechtes Gewissen mehr, wenn Sie die Akteure im Fernsehen kritisieren.
12. Sie können als Couch Potato stolz sein, da Sie effektiver arbeiten als die meisten Hobbysportler – kurz, aber äußerst wirkungsvoll.

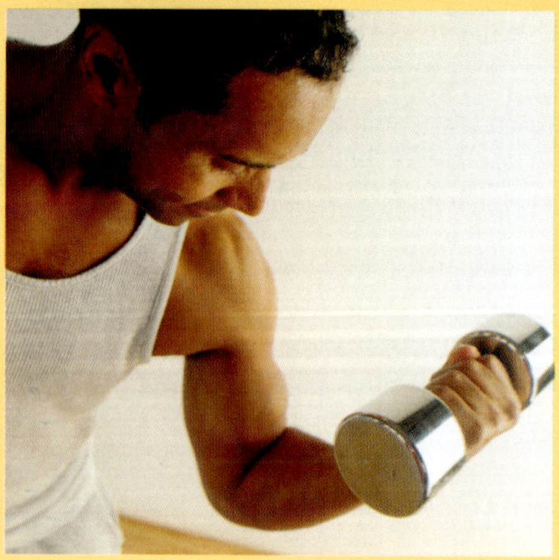

training. Du weißt ja, dass der Bauchzuwachs bei einem Mann über vierzig nicht unbedingt von einer Fettzunahme herrührt, sondern dass besagte Muskeln eben erschlaffen. Wann gebrauchen wir denn noch die Bauchmuskeln in unserem Alltag? Sind diese aber schwach, hängt das Eingeweide herunter wie beim so genannten Birnentyp." Hatte er mich damit gemeint? Birne war doch der Kosename für jemand anderen, einen Prominenten. Und man hatte ihn eigentlich an der Kopfform festgemacht, oder? Als ich so an mir herunterschaute, konnte ich allerdings „kleine" Ansätze des Birnentyps nicht verleugnen. Frühere Urlaubsbilder zeigten mich in der Tat in günstigeren Proportionen. Also sah ich mich aufgefordert, ihm weiter zuzuhören. Frank schwang sich nun auf seinen Bauchtrainer und zeigte mir die kompliziertere Variante des Trainings, halt an Geräten.

Profi-Tipp

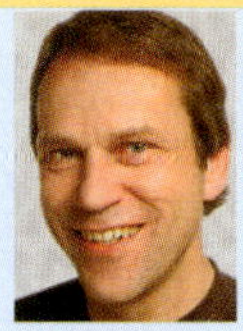

Die Kraft richtig steigern

Wichtig ist: Beenden Sie jede Übung, bevor Schmerzen auftreten, aber wiederholen Sie sie am nächsten Tag. Sie werden erkennen, wie schnell sich Ihre Kraft steigert. Und mit dem Bewusstsein, etwas für Ihre Muskeln und ein beschwerdefreies Skelettsystem getan zu haben, lässt es sich anschließend viel gelassener auf der Couch liegen. Versprochen!

Danach ging's auf dem Teppichboden weiter. Frank forderte mich auf, es ihm gleichzutun, wobei er mir eine einfachere Trainingsvariante zugestand. „Diese Übung nennt man Crunches. Wurde übrigens neulich in einer Quizsendung abgefragt. Ist also Allgemeinbildung."

AUS DER PRAXIS

Richtige Trainingssteuerung

Ausdauerkraft stellt die Kraftkomponente dar, die Ihnen nicht nur die Kraft zum Hochheben des Klaviers gibt, sondern Ihnen zusätzlich auch die Kraft verleiht, das Klavier anschließend 2 Etagen hinaufzutragen. Ausdauerkraft benötigen wir für unsere Alltagsbelastungen, um nicht schon nach kurzer Zeit zu erschöpfen. Das gilt für das richtige Tragen einer Wasserkiste genauso wie für das aufrechte Sitzen am Schreibtisch.

Ausdauerkraft trainieren Sie mit wenig Gewicht, aber mindestens 10 Wiederholungen. Maximalkrafttraining orientiert sich an den Gewichten, die der Trainierende höchstens 5 Mal bewegen kann. Dabei erhält man zwar den größten Muskelmassenzuwachs, aber keine Ausdauerbelastbarkeit. Couch Potatoes trainieren Ausdauerkraft, damit sie mit wenig Aufwand Beschwerden beim langen Sitzen vermeiden können.

Ausfallschritt

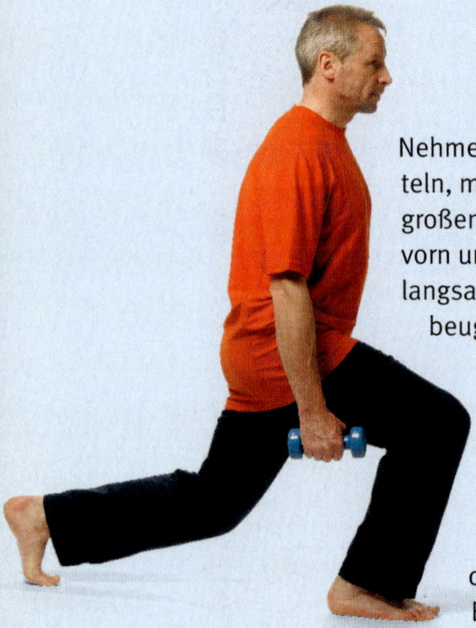

Nehmen Sie 1-Kg-Hanteln, machen Sie einen großen Schritt nach vorn und gehen dabei langsam in die Kniebeuge. Verlagern Sie Ihr Gewicht auf den vorderen Fuß, das hintere Knie zeigt zum Boden. Der Kniestrecker des vorderen Beines muss Ihr Körpergewicht zunächst gegen die Schwerkraft abbremsen (das nennt man exzentrische Muskelarbeit), um sich dann wieder zu strecken, wenn Sie zurück in den Stand kommen. Eine ideale Übung für den Oberschenkelstrecker und die aufrechte Haltung. Wechseln Sie bei jedem Schritt das Bein, insgesamt 20 Mal wiederholen.

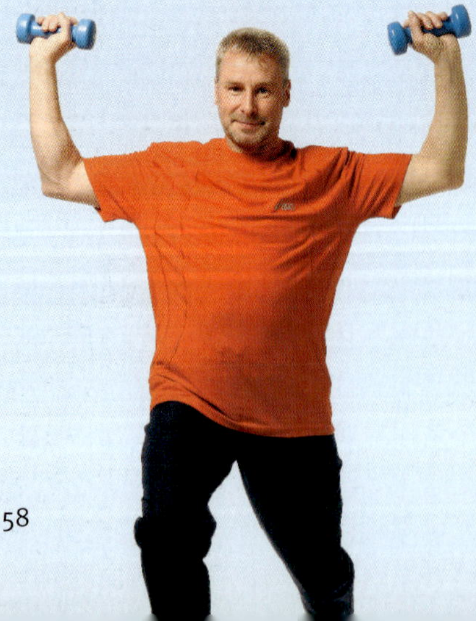

A-U-T-O

Nun kräftigen Sie in Kombination mit dem Ausfallschritt alle Muskeln rund um den Schulterbereich, indem die Arme bei jedem Schritt eine andere Position einnehmen. Die verschiedenen Armpositionen entsprechen den Buchstaben A – U – T – O und stehen stellvertretend für eine Muskelgruppe. Diese Kombinationsübung bietet einen umfassenden Einstieg zur Kräftigung Ihres Körpers.

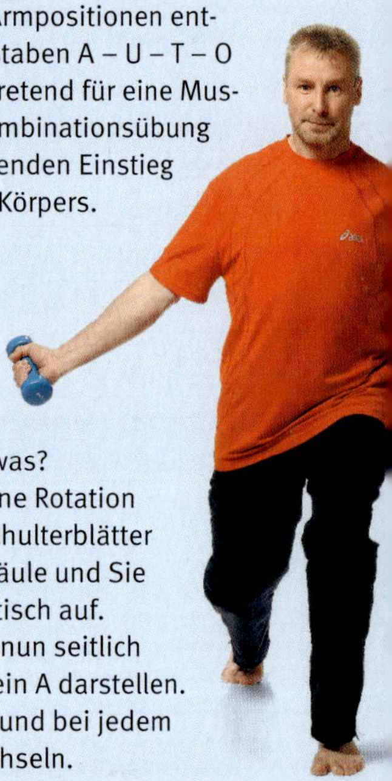

Position A

Drehen Sie die Handflächen mit den Hanteln nach außen. Merken Sie was? Nur durch diese kleine Rotation schieben sich die Schulterblätter dicht an die Wirbelsäule und Sie richten sich automatisch auf. Heben Sie die Arme nun seitlich um 45°, sodass sie ein A darstellen. 10 Mal wiederholen und bei jedem Schritt das Bein wechseln.

Position U

Nun geht es um die Aufrichtung im Brustwirbelbereich. Nehmen Sie bei jedem Ausfallschritt beide Arme mit gebeugten Ellbogen auf Schulterhöhe, die Hände zeigen zur Decke. Das Ganze sieht aus wie ein U. Um diese Position zu halten, müssen Sie die Muskeln zwischen den Schulterblättern anspannen.

Position T

Die T-Position beansprucht in erster Linie den Delta-Muskel, der das Heben der Arme ermöglicht. Hier können Sie sich nur aufrecht halten. „Schultern hängen lassen“ wird so bei regelmäßigem Training zum Fremdwort. Wichtig: Die Handflächen zuerst nach außen drehen und dann die Arme gestreckt bis auf Schulterhöhe anheben.

Position O

Verspannter Nacken ade! Machen Sie Ihren Nackenbereich belastbarer, indem Sie beim Ausfallschritt die Hanteln von der Grundposition aus über dem Kopf zusammenführen und so den Buchstaben O formen. Bei Ihrer nächsten Wohnungsrenovierung werden Sie die Decke dann garantiert mit links streichen.

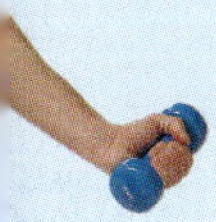

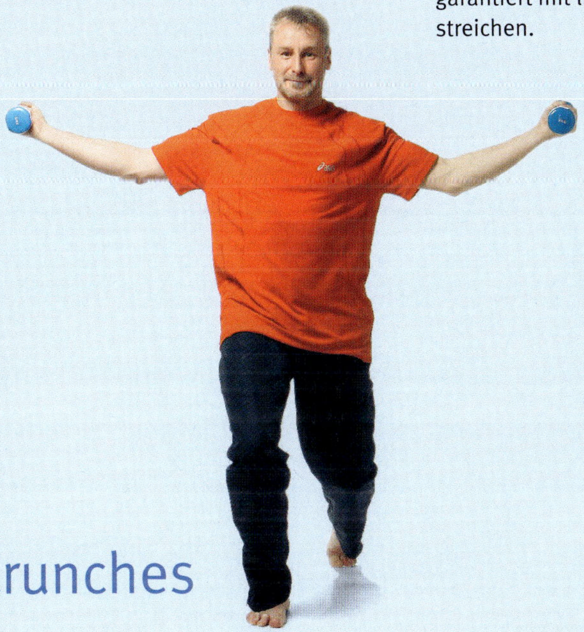

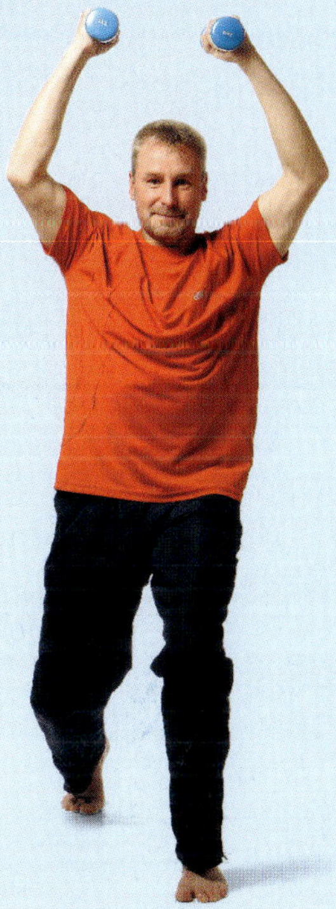

Crunches

Die Bauchmuskeln sind fast immer zu schwach. Legen Sie sich auf den Rücken und stellen Sie die Füße bei angewinkelten Kniegelenken auf, nur die Fersen sind am Boden. Kreuzen Sie die Hände vor der Brust. Jetzt heben Sie den Kopf an und rollen Oberkörper und Kopf langsam in Richtung Knie. Der Kopf muss die Knie nicht berühren, der halbe Weg reicht. Dann gehen Sie langsam wieder zurück; jede Wiederholung sollte 5 Sekunden dauern. Ab dem 10. Mal beginnt der Muskelaufbau. Das Ziel sind 20 Wiederholungen.

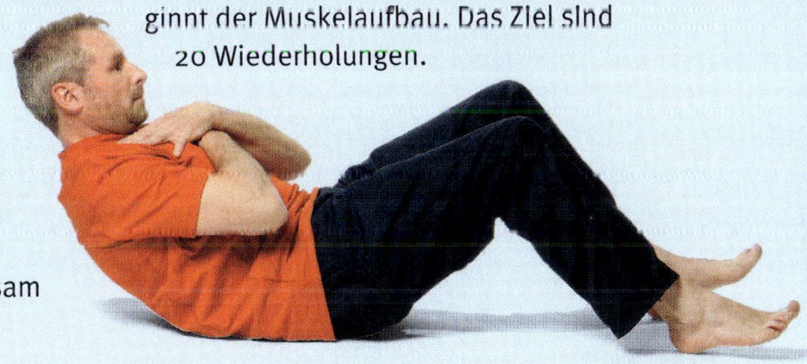

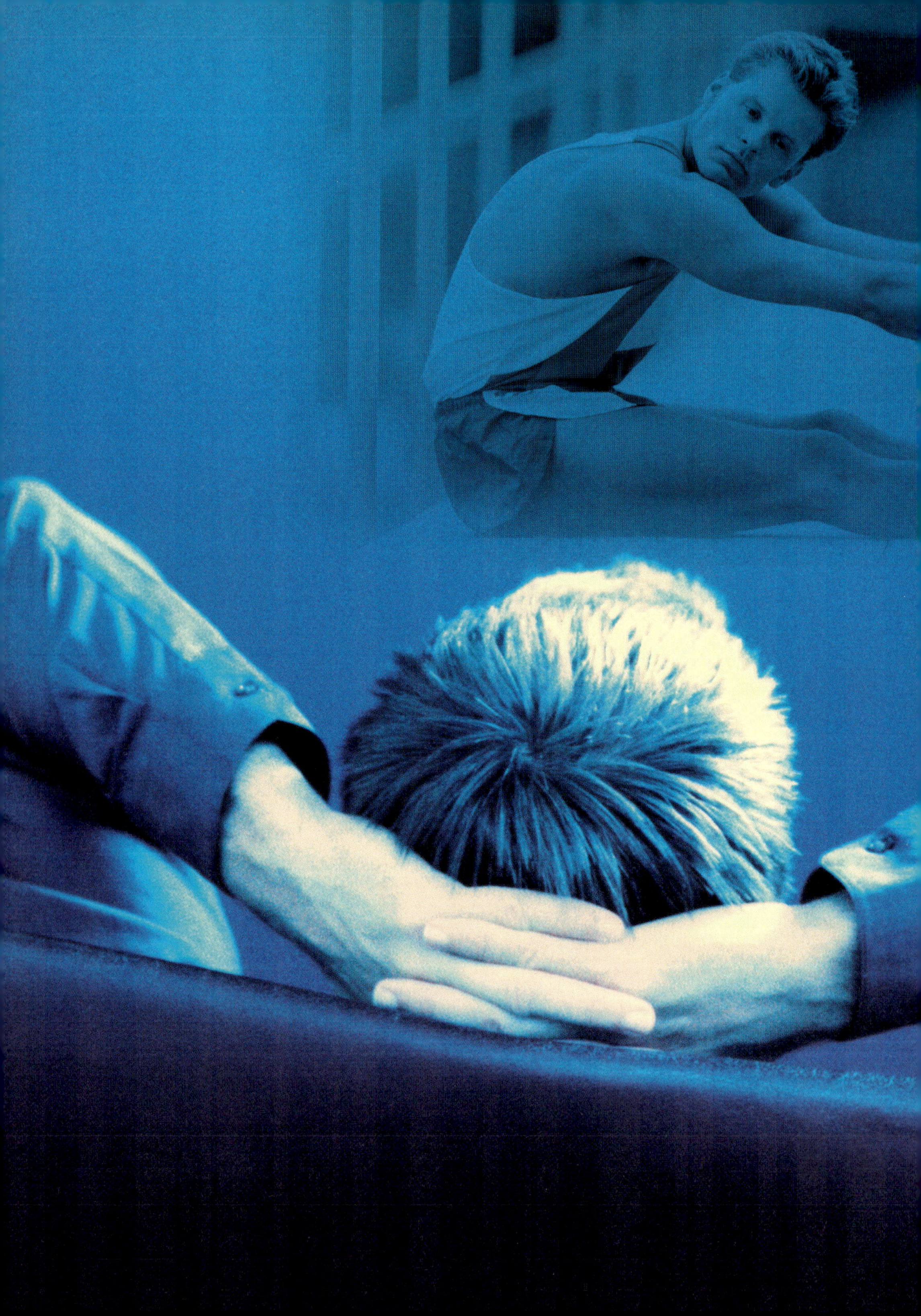

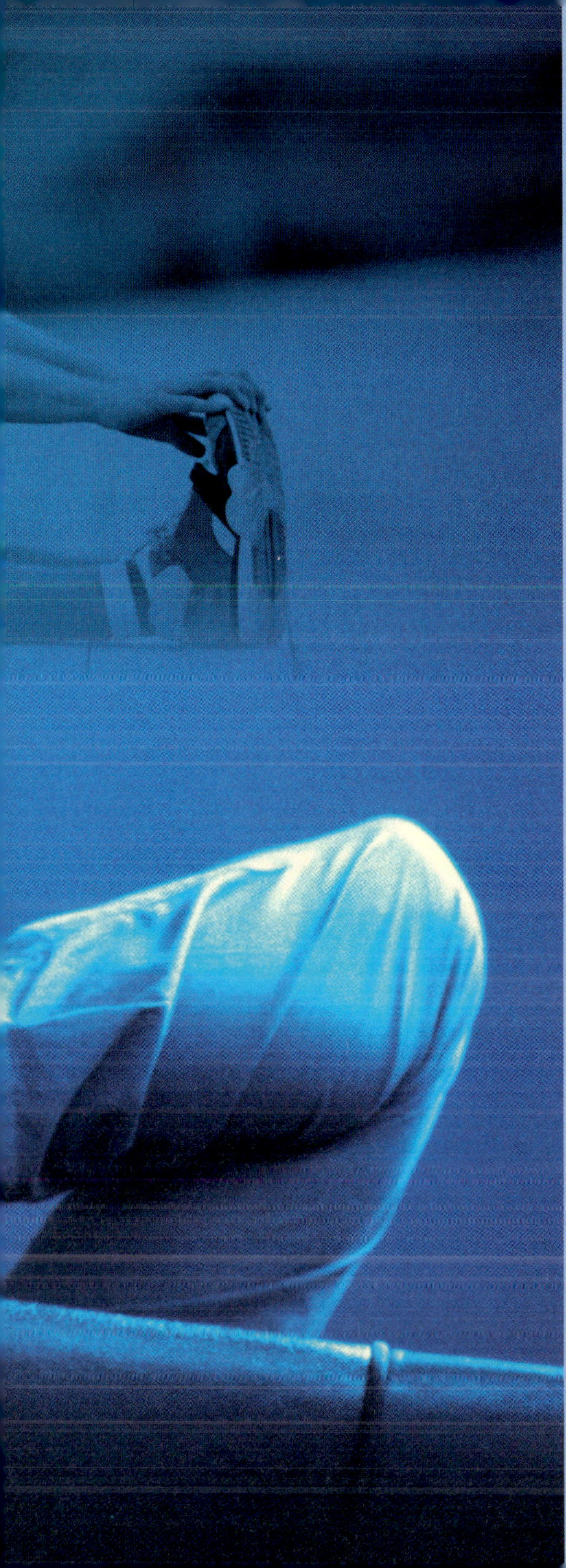

NIEDERLAGEN

Fehlschläge gehören zum Leben wie das Salz in der Suppe. Aber zu viel Salz ist auch nicht gut. Mann ist bereit zu kämpfen, doch nur so viel wie nötig. Oder: Wie Couch Potatoes eine Krise bewältigen.

Was ist richtig, was ist falsch?

Der Ausflug in Franks Fitnessstudio hatte mich verwirrt. Frank war in seiner Art überzeugend. Kein übertriebener Fanatiker, aber auch kein Lebemann. Er wusste genau, was ihm gut tat und hielt sich daran. Außerdem besaß er Charme und Intelligenz. Er arbeitete nur so viel, wie nötig war, um ein angenehmes Leben führen zu können. Er genoss gesellschaftliche Anerkennung, ohne dieser Gesellschaft hinterherzulaufen. Sollten wir ihn ruhig „Hausmeister" nennen, was scherte es ihn. Frank legte keinerlei Wert auf Titel, Posten, Sportwagen, Segelboot und all die Klischees. Für meine Zahnärztin war es sicher keine Verlegenheitslösung, mit ihm befreundet zu sein.

Der neue Sokrates?

Auch beschäftigte er sich durchaus kritisch mit seiner Zeit. Als ich bei einem Seitenblick auf seinen Nachtschrank den „Methusalem-Komplott" von Schirrmacher entdeckte, wusste ich, dass seine Lektüre nicht nur aus Sportzeitungen bestand.
Frank war ein Mensch, der gleichermaßen mit seinem Kopf und mit seinem Körper umgehen konnte, wie ich es bisher noch nicht erlebt hatte. Wenn jemand vorlebte, wie man sich die körperlichen Fähigkeiten, die in der heutigen Zeit gar nicht mehr unbedingt gebraucht werden, dennoch erhält, dann war er es. Und das, ohne zu übertreiben. Und er machte mir deutlich, dass in der Tat der Kopf, oder besser gesagt der Geist, von den sportlichen Aktivitäten profi-

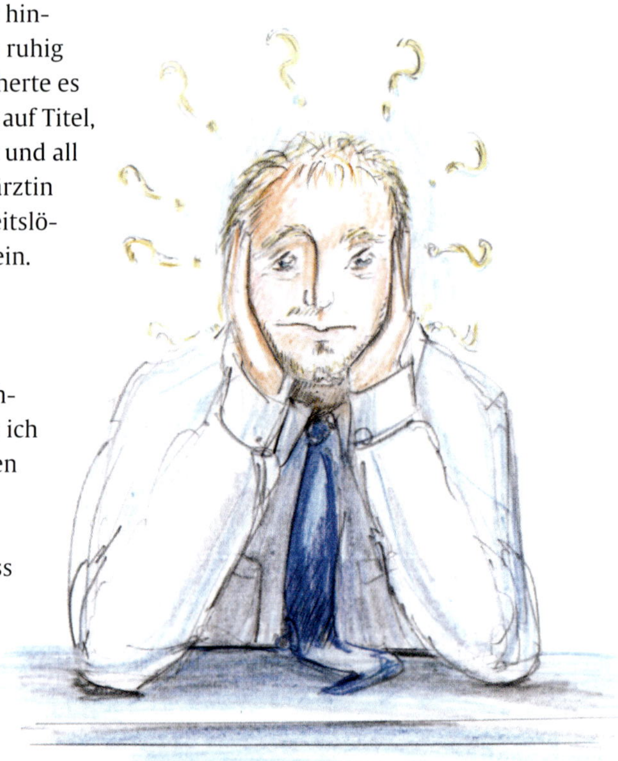

AUS DER PRAXIS

Umgang mit den „Ratgebern"

Freiheit ist nach der Gesundheit das höchste Gut des modernen Menschen. Doch gibt es auch ein Zuviel an persönlicher Freiheit. Die Qual der Wahl blockiert eher unsere Entscheidungen bei der Frage, wie man den eigenen Weg gestaltet. Soll ich tatsächlich Sport treiben? Welches Essen ist gesund und schmeckt trotzdem? Mit welchen Freunden lohnt sich das Gespräch? Ginge es nach unserem Wissen, würden wir nur „vernünftige" Entscheidungen treffen, das Leben wäre schnell langweilig. Gehen wir nach unserem Gefühl, handeln wir allzu oft spontan und unüberlegt oder wählen den bequemen Weg. Die Politiker machen es uns vor. Sie richten ihre Entscheidungen nach Meinungsumfragen, nach dem „Gefühl der Straße". Deswegen kommen sie auch nicht voran. Ratgeber in Buchform haben Hochkonjunktur, aber Entscheidungen können sie uns nicht abnehmen. Es bleibt der Rat des alten Paulus aus der Bibel: „Alles probiert, das Gute bewahrt." Soll heißen, keine Angst vor neuen Wegen, aber kalkuliert ein, dass sie falsch sein könnten.

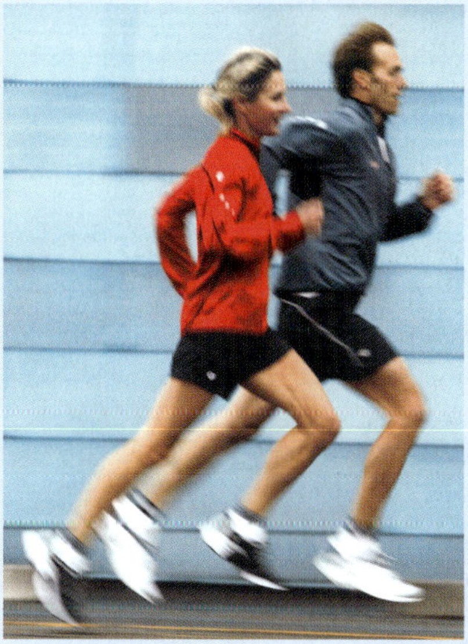

tierte. Vielleicht wurde er der neue Sokrates. Frank zeigte mir jedenfalls auf ganz unspektakuläre Art und Weise, dass körperliche Fitness einen weitaus größeren Profit versprach, als nur die „Normalwerte" in der Vorsorgeuntersuchung zu erreichen. Es ging um mein Wohlgefühl. Andererseits …

War mein Leben denn wirklich so schlimm?

Nun gut, ich war angeschlagen! Meine Frau hatte mich verlassen, weil sie meine Gegenwart offensichtlich nicht mehr als interessant und attraktiv empfand. Diese Sache beschäftigte mich jeden Abend und verfolgte mich auch in meinen Träumen. Ich vermisste Sabine. Ich sehne mich nach ihrem Duft, ihrer Stimme, ihrem Körper. Ich brauchte sie. Nicht zum Hemdenbü-

Bequemlichkeit auf dem Prüfstand

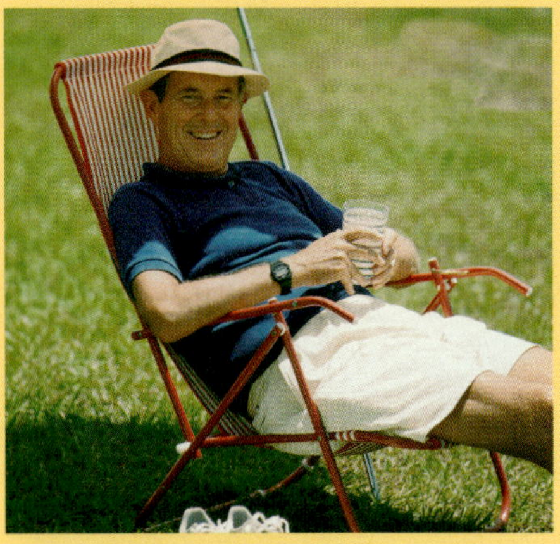

Das Wissen der Menschheit wird sich, so sagt man, in nur 15 Jahren verdoppelt haben. Millionen von Wissenschaftlern rund um die Welt arbeiten unaufhaltsam daran, das Leben der Menschen zu verlängern. So steigt unsere Lebenserwartung ständig. Die heute geborenen Kinder werden vermutlich in der Mehrzahl 80 Jahre und älter werden. Wurde 1970 ein 50-Jähriger schon als alt bezeichnet, so steht er heute in der Blüte seines Lebens. Das „gefühlte“ Alter beginnt jetzt erst mit 70 Jahren. Auch ist es Ziel der Entwickler, Tüftler und Erfinder von jeher gewesen, unser Leben so angenehm wie möglich zu gestalten. Maschinen transportieren schwere Lasten, Roboter übernehmen eintönige Arbeiten, ob in den Fabriken oder im Haushalt. Die Fortschritte sind enorm. Neben ferngesteuerten Rasenmähern werden selbstständig arbeitende Staubsauger bald zu den Kassenschlagern gehören.

Die Folgen der Bequemlichkeit

Doch diese Entwicklung hat auch ihre Schattenseiten. Zivilisationskrankheiten machen die Runde. Ob Bluthochdruck, Übergewicht, Rückenschmerzen oder Diabetes, die Liste der durch unsere Bequemlichkeit ausgelösten Gesundheitsprobleme wird immer länger. Weil wir uns unsere Arbeit von Maschinen abnehmen lassen, müssen wir neue Formen der Bewegung suchen, die unser Körper offensichtlich braucht. Die Fitnesswelle rollt über Deutschland und niemand scheint sich ihr entziehen zu können. Aus mit dem bequemen Leben? Ein prophetischer Galeerensträfling des Altertums mag seine Kameraden einst mit diesem Satz motiviert haben: *„Es werden Zeiten kommen, da wird man viel Geld bezahlen, um so arbeiten zu dürfen wie wir. Und man wird es Fitnesscenter nennen!“*

Wie ist's richtig?

Doch was ist das rechte Maß der Dinge? Schweißtreibendes Schinden bis an die Grenze der Belastung oder abwartendes Schonen, bis die genannten Probleme eintreten? Wie vieles im Leben ist das Mittelmaß die richtige Empfehlung. Ohne jegliche körperliche Aktivität wird es auch in Zukunft nicht gehen, wenn wir uns unsere Lebensqualität erhalten wollen.

geln, auch wenn mir das trotz zahlreicher Versuche über Wochen hinweg nicht gelang. Inzwischen hatte meine Mutter freudig diese Aufgabe wieder übernommen. Ich liebte Sabine doch.

Klar, nun fielen mir eine Vielzahl verpasster Chancen und Möglichkeiten ein, die unsere Beziehung belebt hätten. Man wurde doch nicht gleich zum Rosenkavalier, wenn man mal einen Strauß Blumen schenkte. Kein Geschäftsmann hatte das Recht, seine privaten Termine so zu beschneiden, wie ich es getan hatte. Aber sie war ja auch nicht zimperlich, wenn es darum ging, ihre Belange durchzusetzen. Drei Mal pro Woche ins Fitnessstudio war Pflicht für sie. Und die Aufenthalte dort waren zusehends immer länger geworden. Wer hatte denn schon so viel Zeit? Nur eine gut versorgte Ehefrau, die ihr Geld nicht selbst verdienen musste. Dass nicht ein anderer Mann hinter der Trennung steckte, hatte mir Sabines beste Freundin glaubhaft versichert, als ich sie endlich einmal erwischte. Sabine hatte sich inzwischen eine neue Handynummer zugelegt. Ihre Freundin durfte diese aber auf keinen Fall weitergeben.

Wissen

Dem Leben Ordnung geben
Feste Absprachen, auch mit sich selbst getroffen, mindern die Gefahr, vom guten Weg abzuweichen. Nicht nur Kinder brauchen in der Erziehung klare Spielregeln, an denen sie sich orientieren, um selbstständig und standfest zu werden. Auch Erwachsenen hilft es, wenn sie sich Fixpunkte in der Unruhe des Alltags bewahren.

Profi-Tipp

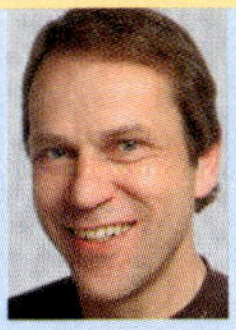

Haushaltsarbeiten sinnvoll nutzen
Unterbrechungen der Bequemlichkeit müssen nicht zwangsläufig Gewichtestemmen bedeuten. Schaffen Sie sich einfach Ihren eigenen Fitnessparcours. Das „Zähneputzen" wurde schon erwähnt. Oder fahren Sie mit dem Fahrrad zum Einkaufen, ein kleiner Anhänger nimmt Ihre Einkäufe bequem auf. Und Treppen steigen ist gut für die Gesäßmuskulatur.

Gewissenskonflikt

Sollte ich jetzt ins Fitnessstudio eintreten, damit sich die Chancen erhöhten, dass Sabine zurückkehrte? Nein, das war nicht mein Ding. Das war ich nicht. Dort hätte ich mich nicht wohl gefühlt. Diese modernen Foltergeräte, an denen man sich freiwillig abquälte – ohne Sinn. Wenn die Typen dort wenigstens alle Holz hacken oder Steine schleppen würden, hätte ich es ja noch verstehen können. Aber sich in Apparate zu zwängen und Gewichte zu stemmen bis zum Schweißausbruch, dieses Vorgehen konnte mein Verstand nicht bewältigen. Da gefiel mir Franks Art schon besser. Ab und zu ein paar Hanteln zu schwingen, dazu auch mal eine kleine Übung für einen straffen Po und Bauch. Das war nachvollziehbar und tat gut, mal so zwischendurch eingeschoben. Nein, ich arbeitete hart und wusste, wie schwer es heutzutage war, Geld zu verdienen. Da brauchte ich abends einfach mein Sofa. Außerdem wurde ich nicht als Sportskanone geboren und konnte auch in der Zukunft für mich überhaupt keine Erfüllung darin sehen, mich aus freien Stücken mühsam abzuschinden.

Etappenziel erreicht

Sollten die Leute mich doch als Couch Potatoes bezeichnen, ich stand dazu. Ich war kein Joschka Fischer. Andererseits sah man an ihm ja bestens, wohin es führte, wenn jemand übertrieb: Erst quälte er sich, um alt und faltig auszusehen, dann holte ihn die Gegenwart wieder ein und er fiel in seine alten Gewohnheiten zurück.

17. April. Noch drei Wochen, dann hatte ich meinen Vertrag erfüllt. Dann würde ich mir ein großes Poster von Winston Churchill kaufen und es im Flur aufhängen. So konnte jeder Besucher gleich sehen, welcher Gesinnung ich war. Manchmal war ich wirklich verzweifelt. Von allen Seiten bekam ich Tipps, wie ich mein Leben neu gestalten sollte, nun als unfreiwilliger Single. Ich wusste, alle meinten es gut mit mir. Aber ich wollte doch eigentlich die von mir so hoch gehaltene Gemütlichkeit endlich genießen, nachdem ich schon Sabine aufgeben musste.

Verwirrt

Was war richtig, was war falsch? Was brachte mich weiter, was führte mich nur in eine Sackgasse? So manchen Abend grübelte ich über diese Fragen … Aber ich wollte auf jeden Fall diesen Vertrag erfüllen. Wer wusste, wozu es gut war! Ich wollte die Chance nutzen, von der Frank gesprochen hatte. Also machte ich noch schnell die neue Übung, die Frank mir kürzlich zum Dehnen der Gesäßmuskeln – gegen Verspannungen bei Langsitzern – ans Herz gelegt hatte. Und dann ab ins Bett. Hoffentlich konnte ich heute wenigstens gleich einschlafen. Im Büro war viel Arbeit liegen geblieben, der morgige Tag würde wieder ziemlich anstrengend werden.

Dehnen der Beinrückseite

Setzen Sie sich auf die Vorderkante eines Stuhls und strecken Sie ein Bein nach vorne aus. Ziehen Sie nun die Fußspitze des gestreckten Beines, ohne den Fuß vom Boden abzuheben, kräftig zu sich heran und neigen Sie den gestreckten Oberkörper aus der Hüfte heraus langsam nach vorne. So dehnen Sie die gesamte Muskelkette Ihrer rückseitigen Beinmuskulatur. Am meisten werden Sie es vermutlich in der Kniekehle spüren. Halten Sie die Dehnung 10 Sekunden und wechseln Sie dann das Bein.

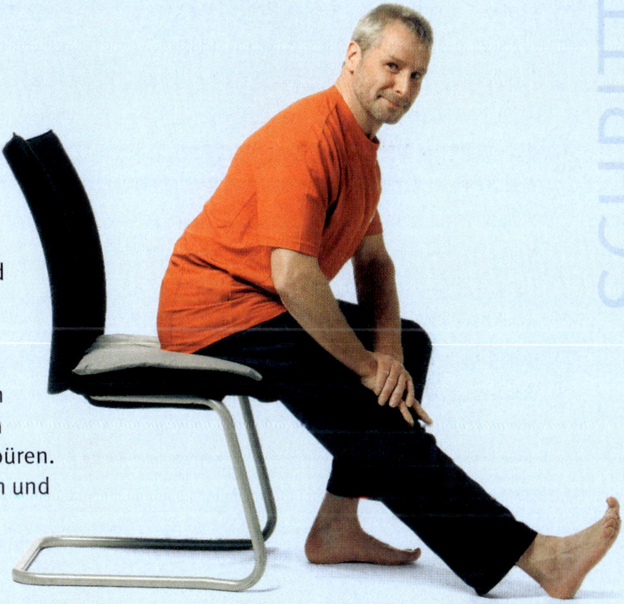

Bridging

Dies ist wohl die bekannteste Übung für einen strammen Po. Legen Sie sich mit dem Rücken auf den Boden und stellen Ihre Beine auf. Schieben Sie nun bei angewinkelten Beinen einfach Ihr Gesäß so weit nach oben, dass sich Ihr Körper zwischen Knien und Schultern in Schräglage befindet. Dann senken Sie Ihr Gesäß langsam wieder, legen es aber nicht ganz ab. Kurz bevor Sie den Boden berühren, heben Sie es wieder nach oben. 15 Wiederholungen am Morgen lindern die Sorgen und stabilisieren die Kreuzbein-Dammbein-Fuge. Die Übung lässt sich übrigens auch gut morgens im Bett durchführen.

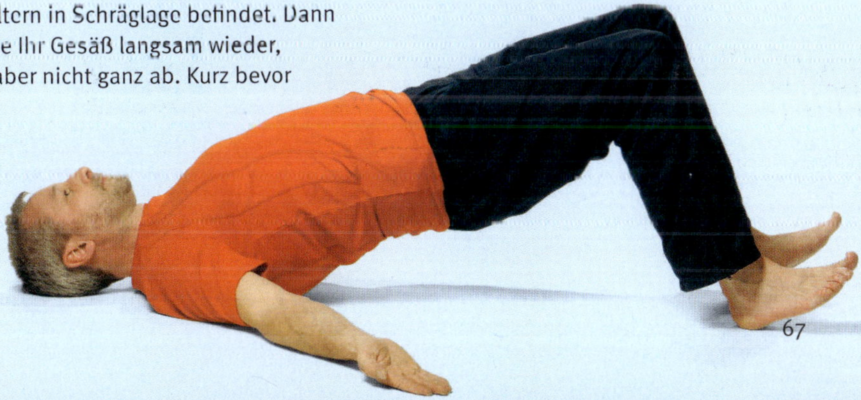

Vitamine und weitere „Heilsbringer"

Sabine und ich hatten uns früher die Zeitung am Frühstückstisch nach festen Regeln geteilt. Ich erhielt den politischen und den Sportteil, während sich Sabine mit dem Kultur- und Lokalteil sowie den Ratgeberseiten begnügte. Ab und an las sie mir ein paar neue Gesundheitstipps vor. Doch musste ich zugeben, diese nie bewusst aufgenommen zu haben. Jeden Morgen ein Glas frisch gepresster Orangensaft, das sollte reichen! Mehr brauchte ich für mein Wohlbefinden nicht zu tun. Zwar war mir meine Gesundheit nicht gleichgültig. Doch ich fühlte mich stark und kräftig, hatte bisher nie ernsthafte Probleme gehabt. Und die gesunde Ernährung, für die Sabine immer sorgte, sollte da voll und ganz ausreichen, dass es dabei blieb.

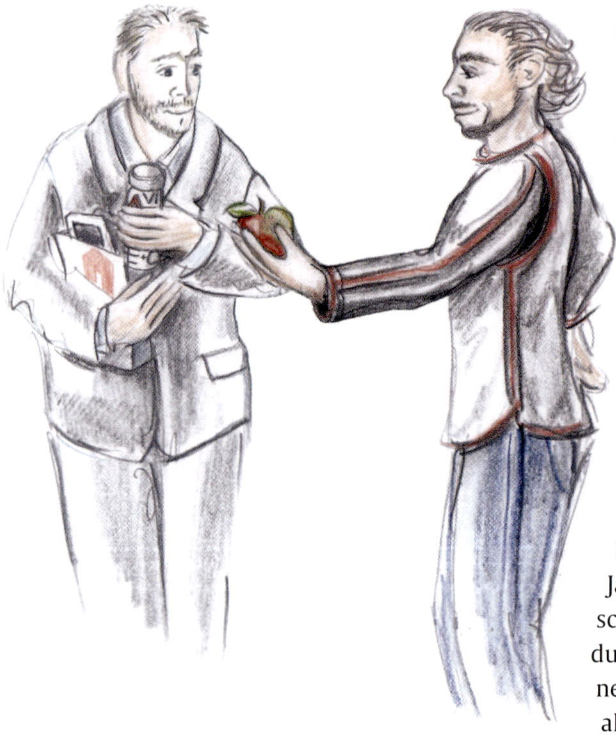

Mit zunehmendem Alter

Nun hatte ich die ganze Zeitung für mich allein. Da stolperte ich schon mal in Bereiche hinein, die mir sonst verschlossen geblieben waren. So stieß ich neulich auf einen interessanten Artikel über die Bedeutung von Vitamin E als Schutz vor Krebserkrankungen. Gerade die über Vierzigjährigen sollten vermehrt Vitamin E zu sich nehmen.

Nun gut, ich hatte vor etlichen Jahren auch die Vierzig überschritten. Doch fühlte ich mich durchaus eher in der Blüte meines Lebens und keineswegs zum alten Eisen gehörend – wenngleich mein Hausarzt kürzlich bei der Interpretation meiner Werte dieses Wort „altersgemäß“ mit einem derartig verschmitzten Lächeln betont hatte, dass ich ihm am liebsten seinen Honoraranspruch gestrichen hätte. Bisher hatte sich Sabine um meine Gesundheit gekümmert. Doch nun blieb mir wohl nichts anderes übrig, als diesen Teil meines Lebens selbst zu übernehmen.

Wenn schon, dann richtig

Abends hörte ich dann zufällig in einer Werbung den Hinweis, Vitamin E wirke auch vorbeugend gegen Gelenkverschleiß. Zwar kamen in dem Werbespot nur die so genannten jungen Senioren zu Wort, zu denen ich mich wahrlich noch nicht zählte. Aber Arthrose war das Letzte, was ich gebrauchen konnte. Sabine hätte diesen Konflikt sicher und souverän gelöst. Ich war nur unsicher. Fast in jedem Supermarkt wurden zwar Fischölkapseln, reich an Vitamin E, angeboten. Doch Fischöl war mir eher unangenehm. Vielleicht wurden dafür gar die Rückstände aus dem Walfischfang verwendet?

Da fiel mir mein Freund Klaus, der Apotheker, ein. Also rief ich ihn an und bat ihn um Rat. Klaus meinte gleich, Vitamin E alleine reiche nicht. Gerade ich bräuchte einen Mix aus mehreren Komplexen. Die sekundären Pflanzenstoffe seien sehr wichtig. Ich solle doch einfach mal vorbeischauen. Das musste ich Klaus zugestehen, er war und blieb ein findiger Geschäftsmann. So stand ich tags darauf bei ihm in der Apothe-

Sekundäre Pflanzenstoffe

AUS DER PRAXIS

Noch vor einigen Jahren galten sie als Gift. Heute wissen wir, dass die 30 000 verschiedenen sekundären Pflanzenstoffe, die nicht primär dem Wachstum und der Energiespeicherung der Pflanzen dienen, sondern sekundär dem Schutz vor der UV-Strahlung des Sonnenlichts und vor Schädlingsbefall, auch dem Menschen helfen. So sagt man ihnen nach, dass sie das Krebsrisiko mindern, gegen Pilz- und Bakterienbefall schützen, den Organismus stressresistenter machen und das Immunsystem unterstützen. Sie befinden sich hauptsächlich in der Schale der Früchte. Die bekanntesten Vertreter sind die Karotinoide, die sich in roten und gelben Früchten wie Möhren, Aprikosen und Paprika anreichern. Eine ebenso wirksame Gruppe sind die Xanthophylle in grünblättrigen Pflanzen wie Grünkohl oder Spinat.

Bedarf an Vitaminen und Mineralien

Der Streit um das Thema, wie viel Vitamine und Mineralstoffe wir als Minimum mit unserer täglichen Nahrung zu uns nehmen sollten und wie viel optimal wäre, um uns gesund zu erhalten, wird sicher noch die nächste Generation von Ernährungsmedizinern beschäftigen. Diese Frage ist nur individuell zu beantworten. Bei dem einen wäre eine reichhaltigere Zufuhr von Vitaminen und Mineralien erforderlich, der andere hingegen kann die angebotenen Nahrungsmittel besser ausschöpfen. Eine ausführliche Tabelle, in der die wichtigsten Vitamine aufgelistet sind, findet sich bestimmt in jedem Bücherschrank. Für die richtige Menge an Vitaminen und Mineralien empfiehlt sich, wie bei vielem, das gesunde Mittelmaß.

Dem erhöhten Vitaminbedarf gerecht werden

Fest steht, dass belastete Personen einen höheren Bedarf an Obst und Gemüse als umfangreichste Lieferanten dieser Wirkstoffe haben, die unsere Vitalität unterstützen. Wenn Sie also Raucher sind, sehr gestresst oder schwanger, wenn Sie chronisch oder akut erkrankt sind oder aber zu der älteren Generation gehören, sollten Sie im Umgang mit den Pflanzenstoffen großzügig sein. Dies gilt ebenso bei der Ernährung von Kindern. Auch die Lust auf Obst und Gemüse hat eine Gewöhnungskomponente, die Sie bei der Erziehung zu gesundem Essverhalten auf jeden Fall nutzen sollten.

Auch die konzentrierte Form ist erlaubt

Fest steht jedoch, dass viele der betreffenden Personen trotz noch so vieler Appelle zur Gesundheit die erforderlichen Gemüsemengen einfach nicht vertilgen mögen oder können. Was nützen die besten Ratschläge, wenn sie nicht angenommen werden. Deswegen kann es genauso richtig sein, in einem Land, wo Milch und Honig fließen (angesichts der drastisch gesunkenen Nahrungsmittelpreise darf dieser Vergleich erlaubt sein), dass einige Menschen ihren individuellen Bedarf an Vitaminen, Mineralstoffen und anderen Pflanzenstoffen in konzentrierter Form zu sich nehmen.

Zur Nahrungsergänzung: besser Saft als Kapseln

Da es sich hier nach dem Gesetz um Nahrungsergänzungsmittel handelt, die nicht mit notwendigen Arzneimitteln zu verwechseln sind, sollte man die flüssige Form aus rein psychologischen Gründen bevorzugen. Also lieber hochwertigen Saft trinken als Kapseln schlucken, die eher als Therapie einer Krankheit angesehen werden. Für diese Argumentation gibt es keine belegbaren Beweise. Aber insbesondere Kindern Vitamintabletten zu geben, kann später leicht die Schwelle zum Griff nach „echten" Tabletten reduzieren.

ke. Nachdem er mir recht umständlich erklärt hatte, wie ich denn die Formulierung „gerade du" zu verstehen hatte, wobei er meine empfindliche Stelle geschickt umschiffte, kaufte ich dankbar eine Monatspackung sämtlicher Vitamine und ihrer chemischen Nachbarn. Dazu gleich noch Zink und Selen, um meinen Mineralstoffwechsel auf Vordermann zu bringen.

Endlich wusste ich mehr als Frank

Als ich eine halbe Stunde später mit knapp 100 Euro weniger, dafür aber mit einem guten Gefühl vor unserem Haus aus dem Auto stieg, traf ich mal wieder auf Frank. Er renovierte gerade die Garagentore, denen der nasse stürmische Winter so arg zugesetzt hatte, dass der Lack stellenweise abblätterte. Den Blick auf meine Apothekentüte gerichtet, fragte er besorgt, ob ich krank sei. Jetzt war meine Stunde gekommen, ihm mit meinem frisch erworbenen Wissen endlich einige Tipps zurückzugeben. So hielt ich ihm einen knappen, aber engagierten Vortrag über die Vorzüge einer wohl dosierten Vitaminergänzung. Er hörte mir geduldig zu.

Doch statt mir am Ende die erwartete Anerkennung zu zollen, holte er aus seiner Hosentasche einen knackigen roten Apfel heraus, biss hinein und meinte, ohne arrogant zu wirken, er halte es lieber wie seine Großmutter. Die hatte jeden Tag einen Apfel, eine Mohrrübe und eine Hand voll Nüsse gegessen, sei 96 Jahre alt geworden und nie ernsthaft krank gewesen. Er wäre nicht Frank gewesen, hätte er diese Lebenserfahrung seiner Großmutter nicht auch belegen können! Er drückte mir wenig spä-

Profi-Tipp

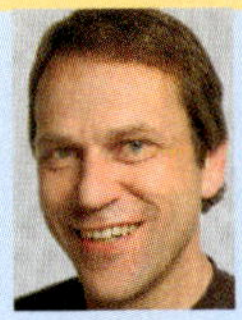

Obst – der Vitamine wegen

Schon in den 50er Jahren stand auf jeder Obsttüte „Esst mehr Obst!" Heute heißt es modern: „Five a day". Sicherlich ist das heute fast roh geerntete Obst nicht mehr so vitaminreich wie das ausgereifte Obst aus Omas Garten. Doch ein knackiger Apfel jeden Tag sollte es schon, natürlich mit Schale, wegen der sekundären Pflanzenstoffe. Mehr ist sicher besser, weniger ist zu wenig.

Wissen

Gemüse – roh oder gekocht?

Bevor die Gewinnung der Vitamine in konzentrierter Form industriell möglich war, hielt man Rohkost für die einzig wahre Darreichungsform der Vitamine. Heute wissen wir, dass viele Gemüsesorten wie Paprika, Möhren oder Kohl ihre Vitamine erst nach gezielter Hitzeanwendung freigeben. Daher ist es oft sinnvoller, blanchiertes, also kurz gegartes Gemüse zu essen als rohes.

ter ein Wissenschaftsheft in die Hand, in dem ich den echten Bedarf an Vitaminen und Mineralien, aber auch die Bestätigung seiner Empfehlung nachlesen konnte. Das erste Mal seit unserer näheren Bekanntschaft wirkte er auf mich unsympathisch. Sein Angebot, noch eine Runde durch den Stadtpark zu laufen, lehnte ich daher trotzig ab und verabschiedete mich bald.

Nun aber geballt!

Sein Wissenschaftsheft legte ich, in meiner Wohnung angekommen, erst mal zur Seite. Dafür schob ich mir die erste Ration meiner Kapseln rein. Ich hatte ein gutes Gefühl bei dem Gedanken, meinen geplagten Körper mit wertvollen Substanzen zu unterstützen. Zum einen fand man Großmutters Äpfel nicht mehr in Supermärkten. Die hätten ja nicht mehr den EU-Normen entsprochen. Zum anderen konnte Frank gut reden. Er schob in seinem Job ja 'ne ruhige Kugel. Er sollte mal mein Arbeitspensum erleben, dann würde er auch nach Kapseln schreien. Bei meinem Stress gehörte ich schließlich zu den Risikogruppen, die mehr Vitamine brauchten.

Klaus hatte meinen Zustand schon ganz gut eingeschätzt. Bei dem unruhigen Leben, das ich führte, musste wenigstens eine regelmäßige Vitaminversorgung gewährleistet sein. Wie er mir ja fachmännisch erklärt hatte, würden die Vitamine A, C und E die bei Stress vermehrt anfallenden freien Radikalen abfangen und das Vitamin A außerdem für eine attraktivere Gesichtsfärbung sorgen. Die war ja bei mir in den letzten Wochen ziemlich grau und fahl geworden. Was die anderen Stoffe Positives bewirkten, hatte ich inzwischen wieder vergessen. Doch würden sie sicher auch meine Vergesslichkeit auf Vordermann bringen! Es war in letzter Zeit schon häufiger vorgekommen, dass ich einen Termin vergaß oder völlig gedankenverloren an meinem Schreibtisch saß. Meine „Sympathikuskurve“ fuhr wohl öfters Achterbahn? Jetzt würde es besser werden, bestimmt!

Nur nicht zickig werden

Ich schaute auf meinen Kalender: noch fünfzehn Tage. Dann war die Vereinbarung, die ich mit mir geschlossen hatte, erfüllt und ich konnte die lästigen Aktivitäten beenden. Für den heutigen Tag hatte mir Frank eine besondere Übung empfohlen: Hantelschwingen in der Zahnputzstellung. Ich wollte nicht zickig werden und absolvierte brav mein kleines Programm.

Hantelschwingen

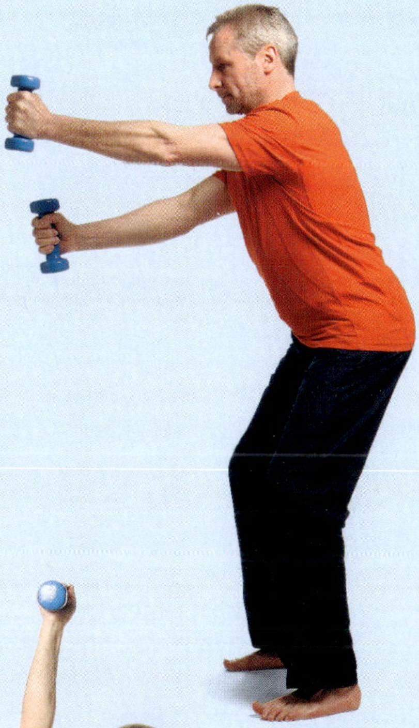

Mit dieser Übung kräftigen Sie den Rückenstrecker und die obere Brustmuskulatur. Halten Sie dazu die Hanteln mit ausgestreckten Armen vor den Körper. Gleichzeitig beugen Sie die Knie etwas und neigen den Oberkörper leicht nach vorne. Der Rücken ist wie bei der Zahnputzübung angespannt, den Po schieben Sie nach hinten. Dann führen Sie die Arme abwechselnd hoch und runter, aber nur bis auf Kopfhöhe und nicht tiefer als der Bauchnabel. Führen Sie die Bewegung dynamisch und mit leichtem Kniewippen aus. Ziel ist es 2 Minuten durchzuhalten.

Hantellauf

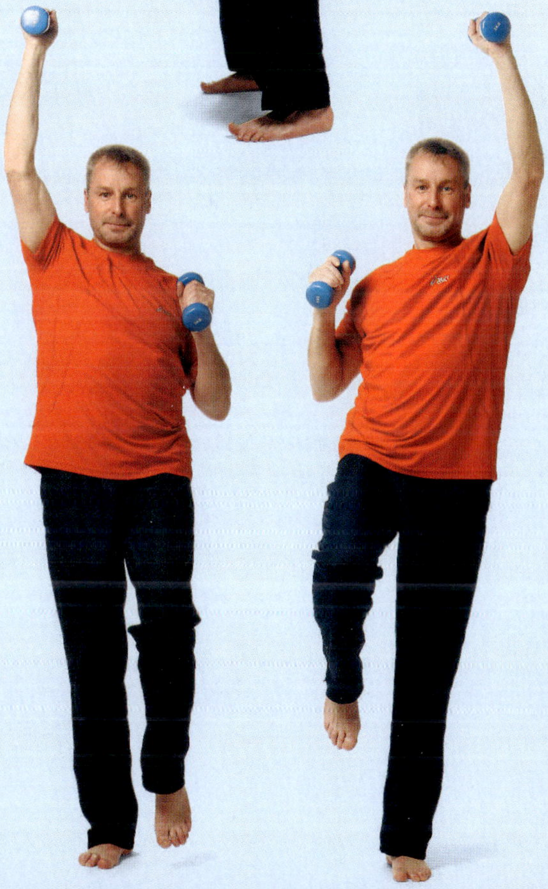

Der Hantellauf vereinigt Ausdauer- und Krafttraining. Er fördert die Aufrichtung der gesamten Wirbelsäule und kräftigt gleichzeitig den Schulter-Nacken-Bereich. Gerade nach langem Sitzen in festgelegter Haltung wie am PC oder beim Autofahren sorgt dies für eine wahre Entkrampfung. Während Sie abwechselnd die Fersen vom Boden heben, wie beim Laufen auf der Stelle, strecken Sie im zügigen Tempo jeweils diagonal entgegengesetzt eine Hantel Richtung Decke, rechtes Bein, linker Arm und umgekehrt. Wenn Sie 2 Minuten durchhalten, ist das Etappenziel erreicht. Die Übung kann gut mit Musik untermalt werden:
„I can get no satis...“

Burn-out

Montag, 24. April. Der Tag im Büro begann chaotisch. Elf Anfragen auf dem Anrufbeantworter. Ich hatte es geahnt und war früher als sonst gekommen. Denn ab morgen würden die geänderten Klauseln bei Lebensversicherungen in Kraft treten. Schon vor Wochen hatten wir alle Interessenten in einem Rundschreiben auf diesen Termin hingewiesen, konnte sich doch kein Normalbürger heutzutage mehr ohne Hilfe in diesem Verordnungsdschungel und Terminchaos zurechtfinden. Es wäre also wahrhaftig genügend Zeit gewesen. Aber natürlich fiel es den meisten erst auf den letzten Drücker ein, dass sie noch einen Vertrag zu den alten Bedingungen abschließen wollten.

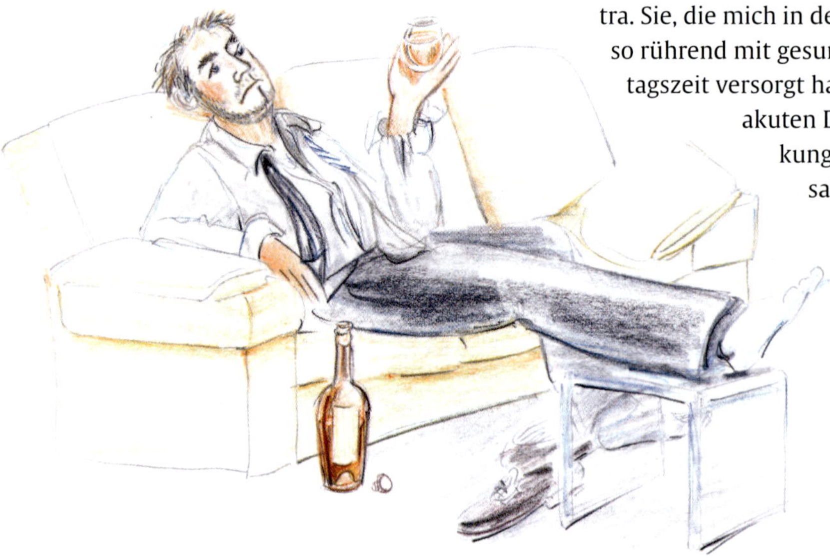

Und ich musste nun sehen, wie ich alles geregelt kriegte – vor Fristablauf, denn da war ich konsequent. Man dachte ja in der Bevölkerung gern, mit einem Menschen von der Versicherung könne man problemlos so manche Sache drehen. Aber diese Vorstellung stimmte überhaupt nicht mehr mit der Wirklichkeit überein. Die Spielräume waren doch sehr eng geworden. Außerdem stand ich für korrekte Abwicklungen. Der vierte Anrufer war dann meine Sekretärin Petra. Sie, die mich in den letzten Wochen so rührend mit gesunder Kost zur Mittagszeit versorgt hatte, litt unter einer akuten Durchfallerkrankung. Ironie des Schicksals? Wer wusste, vielleicht waren die kleinen Viren bei Gesundheitsaposteln ja besonders engagiert? Also würde es heute Mittag mal wieder Pizza von Luigi geben.

Riesenhektik im Büro

Damit die Anträge noch von der Zentrale akzeptiert werden konnten, mussten sie heute am Spätnachmittag, allerspätestens morgen Früh, zur Post gehen. Das hieß, neun neue Anträge nach ausführlichem Beratungsgespräch auf den Weg zu bringen. Gut fürs Geschäft, schlecht für die Nerven! Und ausgerechnet heute war ich auch noch mit Frank verabredet, wir wollten einen kleinen Probelauf im Stadtpark absolvieren. Aber das konnte ich vergessen und Frank am besten gleich absagen. Doch nun fand ich seine Nummer nicht. Was nutzten einem diese ganzen Hightech-Telefone, wenn man nicht mal den Speicher aufrufen konnte!

Mein neuer Mitarbeiter kam an diesem Tag natürlich zu spät. Er hatte seine Tochter in den Kindergarten gebracht. Ich blaffte ihn trotzdem an. Als er sich von dem Anpfiff erholt hatte, wies er mich auf einen wichtigen Besprechungstermin mit dem Personalchef eines größeren Unternehmens hin. Richtig, um 11.00 Uhr. Den hatte ich total vergessen. Die neuen Steuervorteile für Betriebsrenten boten eine super Möglichkeit gleich die ganze Firmenbelegschaft in Versicherungsverträge reinzulotsen.

Erste Turbulenzen

Mensch, was hatte ich für diese Gelegenheit gekämpft! Dann musste eben mein neuer Mitarbeiter die Anfragen vom Anrufbeantworter abarbeiten. Konnte jemand anderes sein Kind mittags vom Kindergarten abholen? Aber halt, war er überhaupt schon kompetent genug? Dieser Mann gab sich immer so zurückhaltend. Ich vereinbarte besser für 14.00 Uhr eine Lagebesprechung mit ihm. Nun aber los, zum Großkunden! Auf der Fahrt dorthin merkte ich, dass mein Hemd nicht optimal gebügelt und mein Schlips nicht so richtig zur Farbe des Hemdes passte. Ich hasste es, schlecht vorbereitet zu sein. Aber nun ließ es sich nicht mehr ändern.

Als ich dann aus dem Auto ausstieg, spürte ich zum ersten Mal seit Wo-

Profi-Tipp

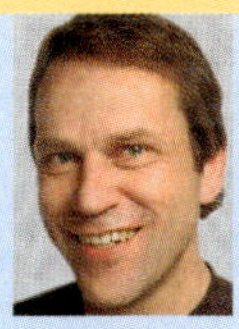

Bewegung schafft neue Energie

Ich halte es wie Martin Luther, der einmal gesagt haben soll: „Wenn ich viel zu tun habe, muss ich auch viel beten“. Im übertragenen Sinne heißt das, viel geistige Belastung fordert viel körperliche Aktivität. Manchmal hilft es schon, wenn Sie ein paar Schritte gehen, zwischendurch die Schultern rollen und sich einmal bücken und dann wieder setzen. Oder probieren Sie es einfach mit dem „Brasilianer“.

chen wieder ein Ziehen im Rücken. Klar, ich hatte meine Zähne heute ja unter der Dusche geputzt und mir die Übung geschenkt. Die Veranstaltung bei der Firma verlief zäh und schwierig. Viele Mitarbeiter hatten sich bei der Konkurrenz informiert, einige sogar schon Verträge abgeschlossen. Und der Betriebsrat forderte vom Personalchef dauernd, man könne die Aufwendungen der Arbeitnehmer doch durch Gehaltsaufbesserungen ausgleichen. Es gelang mir nicht, die komplizierte Gesetzgebung verständlich „rüberzubringen". Ich kochte innerlich.

Profi-Tipp

Gezielt Stress abbauen

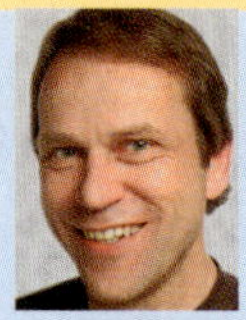

Es gibt in jedem Leben stressige Zeiten, denen man sich nicht entziehen kann. Stress an sich ist ja auch nicht schädlich. Erst wenn wir ihm nicht mit Stressabbau begegnen, fordert er seinen Tribut. Die einfachste Form des Abbaus ist in der Tat Bewegung: sanft wie der „Brasilianer" oder auspowernd wie ein Waldlauf. Das ist individuell verschieden. Mein Motto: je mehr Stress, desto mehr Bewegung!

Nichts ging mehr ...

Die Stimmung war zum Platzen gespannt. Meine kleinen Scherze, die ich in solchen Situationen sonst zur Auflockerung immer einflocht, kamen heute überhaupt nicht an. Nach mehreren Einzelgesprächen kehrte ich dann erst gegen 15.30 Uhr zurück ins Büro. Mein Mitarbeiter hatte mir einen Notizzettel hinterlassen. Er nahm noch zwei Außentermine wahr, hatte mir aber bis abends um 20.00 Uhr vier weitere Termine aufs Auge gedrückt. Klasse! Sosehr ich die Selbstständigkeit liebte, so paradox fand ich die Fremdbestimmung. Langsam nach all den Jahren musste doch auch mal die Belohnung in Form von weniger Arbeit kommen? Das hatte ich mir verdient.

Als ich dann endlich gegen 22.00 Uhr nach Hause kam und meine Wohnungstür aufschloss, war ich ziemlich k. o. Alle meine guten Vorsätze wa-

Wissen

Burn-Out-Syndrom

„Burn out", ausgebrannt sein, ist zum Sammelbegriff für vegetative Störungen geworden, die die Mediziner mit vegetativer Dystonie oder als Erschöpfungssyndrom umschreiben. Die Psychosomatik ist ein junger Fachbereich der Medizin, der sich mit Störungen der inneren Organe, hervorgerufen durch psychische Überlastung, befasst.

ren mit einem Mal dahingeschwunden. Heute keine Aktivitäten mehr, das war beschlossen. Stattdessen würde ich mir mal wieder einen Tropfen Alkohol genehmigen. Nach dem späten Abendessen machte ich es mir auf der Couch bequem und genoss zwei, drei Gläschen von dem alten Cognac. Weil ja heute so ein schwerer Tag gewesen war! Das hatte ich mir verdient.

Es rappelt in der Kiste ...

Im Fernsehen lief eine Talksendung, die ich halb sitzend, halb schlafend verfolgte, als urplötzlich und wie aus heiterem Himmel mein Herz anfing zu rasen. Dju, dju, dju! Puls über 120 in entspannter Lage. Panik stieg in mir auf. Kalter Schweiß perlte auf meiner Stirn. Was tun? Den Rettungswagen anrufen? So schlimm war's bestimmt nicht. Doch das Hämmern gegen meine Brust dauerte lange, lange Minuten an. Kein Schmerz, kein Unwohlsein, aber immer dieses heftige Schlagen. Kaltes Wasser ins Gesicht, kaltes Wasser trinken, alles nützte nichts. Erst ganz allmählich, nachdem ich mich hingelegt hatte und mir all meine Sünden dieses total überspannten Tages bewusst wurden, verlangsamte mein Herzmuskel seine Tätigkeit. Um mir dann doch noch was Beruhigendes zu gönnen, ging ich eine Runde im Stadtpark spazieren. Intensiv sog ich die frische Nachtluft ein. Es roch nach Frühling, ich roch es ganz deutlich, die Blüten der Bäume und Sträucher verströmten intensiv ihren Duft. Das hatte ich schon lange nicht mehr bewusst empfunden.

Hilfe bei Burn-out

AUS DER PRAXIS

Die Grenze zwischen harmlosen Symptomen und handfesten Krankheitsprozessen ist beim Burn-out-Syndrom oft fließend. Ein- oder Durchschlafstörungen können erste Hinweise auf Schwierigkeiten sein, die der Körper offenbart, wenn das Nervensystem den Anforderungen der täglichen Alltagsbelastung nicht mehr gewachsen ist. Herzrhythmusstörungen oder Irritationen des Magen-Darm-Traktes sind schon ernsthafter einzuschätzen. Auf jeden Fall ist ärztliche Begleitung erforderlich, die hilft, um eine Stressentwöhnung einzuleiten. Dies bedeutet nach heutigem Verständnis nicht, den Patienten mit Beruhigungsmitteln zu versorgen und abzuwarten. Aktive Hilfe besteht zunächst in einer Ursachenforschung mit anschließendem praktischem Training zur Stressbewältigung. Dabei kann Sport ein wichtiger Schlüssel zur Lösung sein.

Urstress

Stress ist ein ganz normales Alltagsereignis, auf das unser Körper gut vorbereitet ist. Wenn außergewöhnliche Ereignisse auf uns einwirken, wenn sich eine Notfallsituation ergibt, kann unser vegetatives Nervensystem innerhalb kürzester Zeit alle Organsysteme in Alarmbereitschaft versetzen und sie auf die Bewältigung von Stress einstellen.

Das Urprinzip „Kampf oder Flucht"

In früheren Zeiten bedeutete Stress für den Menschen in der Regel eine Bedrohung seines Lebens. Schnelles Handeln war erforderlich. Alles wartete auf die Entscheidung „Kampf oder Flucht", die einzige Chance, die unsere Vorfahren in Gefahrensituationen hatten. Auch wenn sich die Gefahr als haltlos herausstellte und eher die Nahrungsmittelversorgung, die Jagd auf das Wild, in den Vordergrund rückte, wurde alle Kraft gezielt in den Spurt hinter der Beute her eingesetzt. Dieses Prinzip galt während der gesamten Menschheitsgeschichte. Immer war „Kampf oder Flucht", maximale Kraftanstrengung, also Bewegung für den ganzen Organismus angesagt. In der Regel schafften es unsere Vorfahren und konnten sich anschließend an gefüllten Fleischtöpfen erholen. Der Stress wurde ohne Schaden abgebaut. Nur heute erleben wir Stress in ständiger Abfolge, ob in Beruf oder Freizeit, und bleiben sitzen. Das Ausarbeiten der bereitgestellten Energie findet nicht mehr statt.

Was spielt sich bei Stress im Körper ab?

Wenn unser Organismus bedroht ist, gelten nicht mehr die üblichen Abstimmungsprinzipien unter den Organen, dann gilt es erst mal aus der Gefahr herauszukommen. Sympathikus ist der Teil des vegetativen Nervensystems, der für körperliche und geistige Aktivität zuständig ist; bei Stress schaltet er alle für die körperliche Leistungsfähigkeit wichtigen Systeme in Bruchteilen von Sekunden auf maximale Belastung. Insbesondere die Muskulatur bereitet sich durch Energiemobilisierung auf Aktivität vor. Magen-Darm-Trakt, Nieren und Leber hingegen werden auf eine Ruhephase eingestellt. Der Körper ist gespannt bis in die letzte Muskelfaser, ein Organismus im Leerlauf, aber auf Hochtouren.

Stress und seine Folgen

Stress gehört zu unserem Alltag dazu, erst fehlender Stressabbau beginnt das vegetative Nervensystem durcheinander zu bringen. Bei wiederholtem Stressstau kann es zu Störungen in der Steuerung der inneren Organe kommen. Die Abstimmung zwischen Herz-Kreislauf-System, Verdauungstrakt und Nervensystem wird irritiert. Erste Fehlleitungen können Herzrasen, Magendruck, Verstopfung oder Durchfall, aber auch Tinnitus, ständige Müdigkeit und Schlafstörungen sein.

War das die Quittung?

Dann begannen meine Gedanken erneut zu kreisen. Was war geschehen? Musste ich mir ernsthafte Sorgen machen oder mich nur über meine inkonsequente Haltung an solch einem Tag ärgern? Wie labil war ich denn inzwischen geworden, wenn mich ein heftiger Stresstag zwischendurch bereits umhaute? Aber dieser Arbeitstag bildete ja vermutlich nur den Tropfen, der das Fass zum Überlaufen gebracht hatte. In den letzten Wochen war so vieles auf mich eingestürzt und nun erfuhr ich eben die Quittung. Wenn ich mir ehrlich eingestand, hatte es ja schon vorher ein paar Anzeichen gegeben, dass mein Körper nicht mehr hundertprozentig funktionierte. Meine Konzentrationsfähigkeit hatte stark nachgelassen. Morgens wachte ich immer häufiger völlig durchgeschwitzt auf. Trotz Franks Übungen musste ich beim Treppensteigen oft keuchen. Plötzlich ergriff eine tiefe Müdigkeit meinen Körper. Mit kraftlosen Schritten schleppte ich mich zurück in meine Wohnung, wo ich ohne weitere Abendtoilette in mein Bett fiel und sogleich in einen tiefen Schlaf versank.

Am nächsten Morgen riss mich das Telefon aus meinem Schlummer. Als ich gegen neun noch nicht im Büro aufgetaucht war, begann sich meine Sekretärin Petra Sorgen zu machen – kam ich doch normalerweise immer vor acht. Nun war sie beunruhigt und wollte wissen, ob etwas nicht in Ordnung sei oder sie etwas für mich tun könne. Als ich ihr von meinem gestrigen Herzrasen erzählte, bestand sie darauf, dass ich noch heute meinen Hausarzt aufsuchte. Um den Bürokram sollte ich mir mal keine Gedanken machen, den würde sie schon bewältigen. Nun hatte sie einmal nach Jahren einen Tag gefehlt und prompt bekam ich Probleme. Ihre mütterliche Besorgnis war rührend.

Einiges in Unordnung

Mein Hausarzt Dr. Rehberg nahm die Sache schon ernst. Als aber alle Untersuchungen wie EKG, Belastungs-EKG, Notfalllabor und ausführliches Abhören durchgeführt waren, entspannten sich seine Gesichtszüge langsam und er setzte mit väterlichem Ton zu einer Gesamtanalyse meines Zustandes an: „Ihr Herz ist gesund." Mein Stirnkrausen hatte er wohl erwartet. „Ja, das Organ ist gesund. Überdreht ist das vegetative Nervensystem." Ich erinnerte mich an die Kurven, die er mir beim letzten Mal aufgezeichnet hatte, während er fortfuhr, mir eine Menge neuer schlauer Dinge zu erklären. Bei mir befand sich also einiges in Unordnung. Burn-out-Syndrom schnappte ich auf. „Stress an sich ist nicht schlimm. Sie müssen nur den Körper auf ungewöhnliche Belastungen vorbereiten. Daran sollten wir arbeiten", meinte er mit einem gütigen Grinsen.

Der Brasilianer

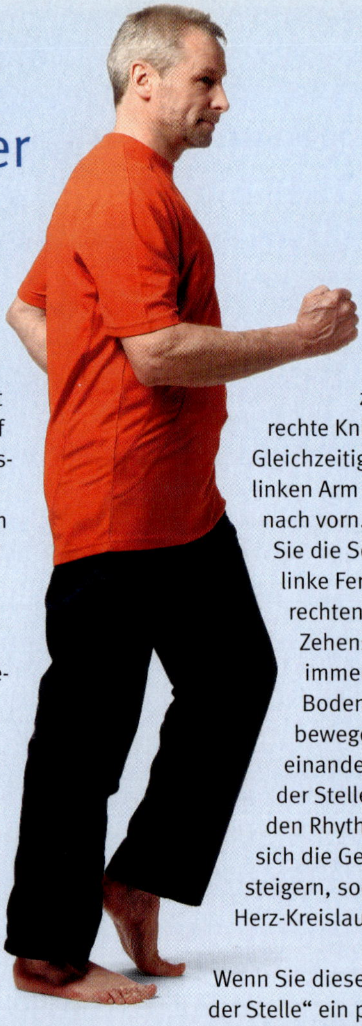

Warum macht es so viel Spaß, Südamerikanern in Bewegung zuzuschauen? Nicht nur ihr Fußballspiel ist anmutiger, selbst das ganz normale Schlendern auf der Straße zeigt eine bewundernswerte Eleganz. Man spürt, sie haben Samba im Blut, auch wenn dies laborchemisch noch nicht nachgewiesen werden konnte.

Dennoch: An zwei Kriterien des Gangbildes kann man Unterschiede zu unserer Gangart festmachen, die sich zweifelsohne gesundheitsfördernd auf die Wirbelsäule auswirken:

1. Sie beziehen deutlicher ihre Arme und den Schultergürtel in den Gang ein. Dadurch wird die Wirbelsäule stärker gedreht, was eine sehr entspannende Wirkung auf die Rückenmuskeln hat.
2. Sie federn stärker in den Knien. So werden die Stöße, die durch die wechselnden Gewichtsbelastungen beim Gehen entstehen, nicht in vollem Umfang auf die Wirbelsäule übertragen.

Sie können diesen Gang trainieren und ihn ohne große Mühe als effiziente Übung in den Alltag einbauen. Beginnen Sie im Stand zunächst die Ferse des rechten Fußes vom Boden zu lösen und das rechte Knie hochzuziehen. Gleichzeitig drücken Sie den linken Arm samt Schultergürtel nach vorn. Dann wechseln Sie die Seite, lösen Sie die linke Ferse und bringen den rechten Arm nach vorn. Die Zehenspitzen behalten immer den Kontakt zum Boden. Die Gliedmaßen bewegen sich diagonal zueinander wie beim Gehen auf der Stelle. Haben Sie erst mal den Rhythmus gefunden, lässt sich die Geschwindigkeit leicht steigern, sodass zusätzlich Ihr Herz-Kreislauf-System profitiert.

Wenn Sie diesen „Kreuzgang auf der Stelle" ein paar Mal bewusst probiert haben, fühlen Sie sich schnell wie ein Brasilianer auf der Copacabana. Und das entspannt! Die Übung eignet sich auch gut zum unmittelbaren Stressabbau: Sie haben sich geärgert, haben Wut im Bauch, Ihre Muskeln sind angespannt und warten auf den Einsatz. Stehen Sie auf und machen mit der Bewegung des Brasilianers einen kurzen Zwischenspurt, bis Sie wieder befreit und gelöst über die Copacabana ... na, Sie wissen schon!

Erholung für die Füße

Die Füße, die den ganzen Tag eingezwängt in festes Schuhwerk, auf Betonboden laufen müssen, leiden ähnlich stark unter den einseitigen Belastungen des modernen Alltags. Nutzen Sie die Mittagspause, um Ihre Füße mal aus ihrem Gefängnis zu holen. Nehmen Sie am besten einen alten Tennisball oder eine Flasche und rollen Sie barfuß oder nur mit Socken mit der Fußsohle darüber. Das aktiviert die Reflexzonen in der Fußsohle und sorgt so für Belebung und Entspannung. Rasch wird sich ein wohliges Gefühl einstellen.

Auch das Kneten der Fußsohle bringt einen Erholungswert, der ohne große Vorbereitung im Büro durchführbar ist. Es muss ja nicht in Gesellschaft von Kollegen sein. Unterhalb der Knöchel befinden sich noch 22 Muskeln an jedem Fuß. Ein bisschen Massage zwischendurch schafft Wohlgefühl im Nu. Wir wissen noch viel zu wenig über die Bedeutung der Reflexzonen in der Fußsohle, wir wissen nur, dass wir sie vernachlässigen.

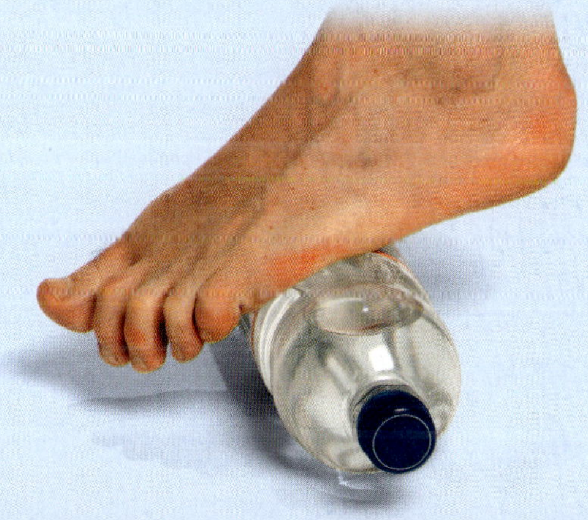

Profi-Tipp

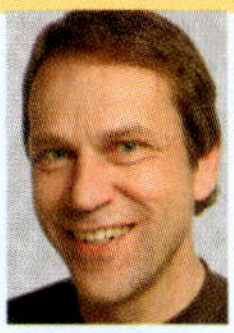

Luft ablassen

Die Redewendung „Lass mal Luft ab" hat in der Tat einen körperlichen Bezug. Wenn wir aufgeregt sind oder uns aufregen haben, blähen wir als Stressantwort unsere Lungen auf – in der Vorstellung, mehr Sauerstoff für den Körper bereitzustellen. Das tiefe Ausatmen, das zum Austausch des Atemgases aber erforderlich wäre, wird vergessen. So verringert man trotz geblähter Lungen letztlich das Austauschvolumen und kommt in einen zusätzlichen Stress, den Sauerstoffmangel. Ein paar mal bewusst tief auszuatmen hilft, wieder Ordnung in die Sauerstoffversorgung zu bringen. Eine gute Übung zur Unterstützung finden Sie auf Seite 43, die Adlerübung.

Anspannen und Entspannen

Die Worte von Dr. Rehberg klangen mir noch eine Weile nach. Ich sollte mich unbedingt von der renommiertesten Physiotherapeutin am Ort mit ein paar Entspannungsübungen vertraut machen lassen. Und kürzer treten war angesagt, dringend! Sonst konnten sich die Symptome zu einem chronischen Problem auswachsen. Das hatte gesessen! Wenngleich ich erst mal froh war, dass nichts akut Ernsthaftes vorlag, gefiel mir die Vorstellung, in Zukunft von solchen Attacken häufiger überrascht zu werden, überhaupt nicht. Wer solch ein Herzrasen nicht selber erlebte, hatte ja gar keine Ahnung, wie das war, dieses beklemmende Gefühl, die aufkommende Panik. Man konnte noch so lässig sein! Aber spätestens, wenn das Herz begann verrückt zu spielen, war Schluss mit lustig.

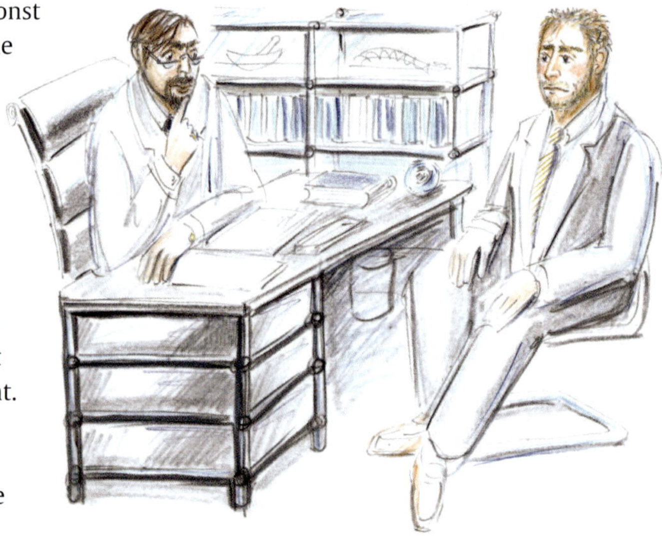

Ich begriff den Ernst der Lage

Fast hätte ich spontan Sabine angerufen, damit sie mich aus der Praxis abholte und sich ein wenig um mich kümmerte. Bei allen Eigeninteressen, denen sie – berechtigt oder nicht – im Moment nachjagte, jetzt musste sie mir zur Seite stehen. Schließlich war ich ernsthaft krank, „Burn-out". Und so ganz schuldlos war sie ja wohl nicht daran!

Nein, da musste ich jetzt ohne Sabine durch. Ich atmete tief durch und ging zu Fuß in Richtung Büro, um wenigstens die wichtigsten Briefe zu unterschreiben und die Post von heute durchzuschauen. Die Gesprächstermine würde ich alle absagen, denn mir war alles andere als nach viel Reden und anderen Leuten zumute. Als ich schließlich wie ein Häufchen Elend vor Petras Schreibtisch stand, war ich nur noch in der Lage, ihr das Rezept für die Physiotherapeutin zuzuschieben und mit tonloser Stimme „Burn out" zu murmeln.

Petra hatte alles im Griff

Petra, die beste aller Sekretärinnen, wusste sofort, was ich brauchte. Zuerst nahm sie mich in den Arm – ich glaube, das erste Mal überhaupt –, drückte mich in den bequemsten Sessel, den wir hatten, und brachte mir einen mit Honig gesüßten Kräutertee. So nebenbei wies sie meinen Mitarbeiter an, er solle sich doch um meinen Terminkalender kümmern und alle Kundentermine

Wissen

Massage – gut für Körper und Seele

Eine gute Rückenmassage hilft oft mehr als „importierte" Entspannungsvarianten. Bei der klassischen Form kann der erfahrene Masseur seine ganze Kunst anwenden, um Verspannungen aufzuspüren und zu lockern. Auch wenn die Atmosphäre nicht so originell ist, überwiegt meist der Nutzen. Und Massagen gibt es auch ohne Rezept, ohne Stress mit dem Doktor.

Profi-Tipp

Pflegen Sie Geist und Seele

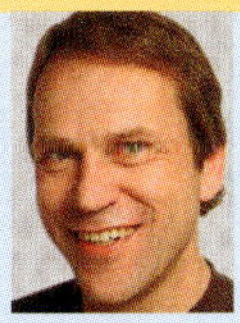

Wenn Sie verstanden haben, was Ihrem Körper gut tut, profitiert auch Ihr Geist davon. Anders ausgedrückt hat es die aus meiner Sicht erste Wellness-Expertin der Welt, Theresa von Avila, eine Äbtissin aus dem Badischen, die um das Jahr 1000 n. Chr. gelebt hat. Sie sagte: „Tue deinem Körper etwas Gutes, damit deine Seele Lust hat, darin zu wohnen."

der nächsten Tage umgehend absagen, die er nicht selber übernehmen konnte. Nur für einen kurzen Augenblick flackerte Widerstand in seinen Augen auf. Doch dann war ihm klar, dass er keine Chance hatte, sich diesem weiblichen Regime zu widersetzen. Wortlos fügte er sich in sein Schicksal. Genauso wie ich, der ihm nur noch ein solidarisches Achselzucken zugestehen konnte.

Die kommende Nacht verlief Gott sei Dank ruhig. Ob es an den Tabletten lag, die Dr. Rehberg mir mitgegeben hatte, oder an der sich nunmehr immer deutlicher abzeichnenden Erschöpfung, ich schlief zehn Stunden am Stück. Gerade als ich langsam die Augen wieder aufschlug und meine Glieder nochmals wohlig ausstreckte, klingelte das Telefon. Meine Sekretärin Petra hatte wie

Ist Entspannung gleich Wellness?

Unser Alltag ist zu einem Wechselbad der Emotionen geworden. Wachstum um jeden Preis lautet die Parole, die von Politikern ausgegeben jeden Winkel unseres Arbeitslebens erfasst hat. Der Wettlauf mit der Zeit, der Kampf mit der Konkurrenz aus dem Ausland treibt uns um. Das ständige Bemühen, noch weit höhere Kapitalrenditen zu erzielen, macht Jobkiller erfolgreicher als Jobgeber. Dabei ahnen wir doch alle, dass die Lösung der Probleme nicht das Hamsterrad ist, in dem wir unbeirrt weiterrennen.

Ein Problem unserer Zeit: Freizeitstress

Es gibt aber noch eine weitere Abnutzungsebene: Die ständige Suche nach neuen Gefühlserlebnissen setzt uns ebenso unter Druck; immer faszinierendere Produkte der Freizeitindustrie finden unsere Aufmerksamkeit. Die Angst, etwas zu verpassen, wird schon in der Jugend geschürt und hält uns am Laufen bei der Suche nach ultimativen Erlebnissen. Als Kontrastprogramm wurde der Wellnesstrend geschaffen, zum Abschalten bei totaler Erschöpfung. Überall schießen Wellnessoasen aus dem Boden in der Wüste unserer Geschäftigkeit.

Wie viel Wellness ist angebracht?

Sind sie ein Gegenmittel gegen das giftige Klima unseres Alltags? Eigentlich wollen uns die Stätten der „professionellen Entspannung“ nur eins vermitteln: Nach einem Tag voller Aktionen, einer Woche voller Entscheidungen musst du mit dem Eintritt in diese Welt nichts mehr entscheiden. Lass dich führen, genieße und erlebe eine Entspannung nach der anderen. Wieder Aktionismus? Sicher, es ist schön, sich mal richtig verwöhnen zu lassen. Massage auf Hawaiianisch oder Indisch, türkisches Bad oder wie Kleopatra. Das tut gut. Das muss man ab und zu erleben. Aber es bietet keine Lösungen gegen den Stress für unseren so ungeliebten Alltag.

Entspannen ist wichtig

Die Kunst, sich nach einer Phase der Anspannung und Hochleistung richtig entspannen zu können, hilft uns, unseren Alltag zu meistern. Die Kurven unseres vegetativen Nervensystems verraten uns, wie die eigentlichen Bedürfnisse gelagert sind. Faulenzen ohne schlechtes Gewissen, die Beine hochlegen nach getaner Arbeit, die Abendsonne genießen, auch mal Fernsehen oder im leichten Trab durch den Wald laufen sind Erlebnisse, die unser Körper zur Regeneration braucht wie das Wasser zum Leben. Niemand kann ständig unter „Strom“ stehen, ohne Schaden zu nehmen.

Entspannungstechniken lernen

Wenn aber der Bogen schon überspannt und ein „Nachlassen“ nicht mehr möglich ist, dann sind Hilfen erforderlich, die uns wieder auf ein normales Niveau bringen.

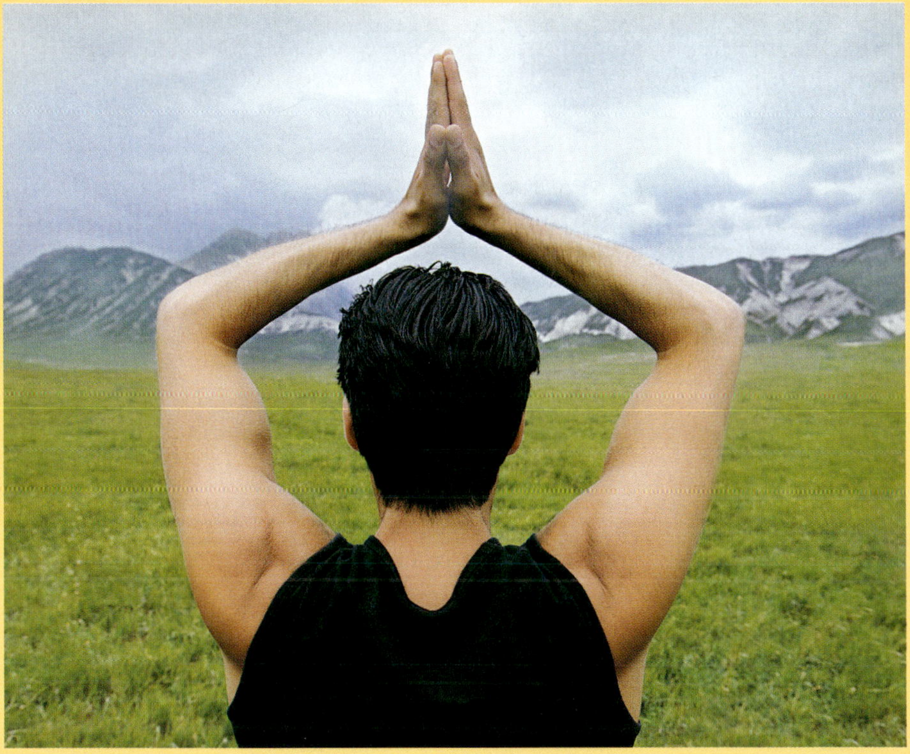

Entspannungstechniken können eine Unterstützung sein, um wieder „auf den Boden" zu gelangen. Dabei können wir durchaus von anderen Kulturen lernen. So haben Tai-Chi und Qigong auch in Europa viele Menschen angesprochen. Die bekannteste und am einfachsten zu erlernende Methode scheint nach wie vor die Entspannungsmethode nach Jacobsen. Jederzeit und überall umsetzbar, um Faulenzen und Sichwohlfühlen wieder möglich zu machen.

Eine Entspannungsgeschichte

Ein weiser Mönch saß an einem Teich und fütterte Spatzen. Ein Jäger, mit Pfeil und Bogen bewaffnet, trat hinzu. „Du, weiser Mönch, sitzt hier und fütterst Spatzen. Du könntest so wichtige Dinge tun. Stattdessen verbringst du deine Zeit mit den Vögeln", entrüstete sich der Jäger. Da fragte der Mönch. „Warum ist der Bogen auf deiner Schulter nicht gespannt?" – „Nun", entgegnete der Jäger, „nach dem Jagen entspanne ich ihn. Wäre er ständig gespannt, würde er langsam seine Spannkraft verlieren. Und wenn ich ihn dann beim Jagen brauchte, hätte er keine Kraft mehr." „Sichst du! Genauso ist es mit den Menschen. Jeder braucht von Zeit zu Zeit Entspannung, sonst verliert er seine Spannkraft."

immer ganze Arbeit geleistet. Sie hatte mich nicht nur bis zum Ende der Woche frei geschaufelt und all meine Termine verschoben, sondern mit energischem Nachdruck auch durchgesetzt, dass ich noch heute sowie in den folgenden Tagen jeweils einen Termin bei der Physiotherapeutin erhielt, die Dr. Rehberg mir empfohlen hatte. Ich wusste, wie schwierig das in dieser Praxis war.

Erbarmungslos ...

Pünktlich um 15.00 Uhr betrat ich die Praxis besagter Physiotherapeutin. „Ich heiße Kerstin. Und Sie sind Herr Fröhlich?“, begrüßte sie mich mit ausgestreckter Hand und einem sympathischen Lächeln, das eine zurückhaltende, aber herzliche Art offenbarte. Sie war jung, Anfang dreißig, schlank und wirkte in ihren Bewegungen äußerst sportlich. Ihre dunklen Haare trug sie kurz geschnitten, sodass diese ihr schmales und ebenmäßig geformtes Gesicht freigaben. Ich war angetan und zugleich gespannt, was auf mich zukommen würde.

Wissen

Welche Entspannungsmethode ist die richtige?

Entspannung ist individuell unterschiedlich. Nicht jeder spricht auf Jacobsen oder Tai-Chi an. Es kann auch Musik sein oder „taktile Reize“, wie sie verschiedene Massagetechniken ansprechen. Manche brauchen auch viel Bewegung, um die überschüssigen Energien abzubauen. Nur durch Ausprobieren lässt sich die geeignete Entspannungsmethode herausfinden.

Doch ohne lange Eingangsgespräche zu führen, dirigierte sie mich gleich auf eine Massagebank und begann meine müden Muskeln zu lockern und anschließend zu kneten. Zum Glück lag ich auf dem Bauch und konnte mein Gesicht in einem Schlitz verstecken. Sonst wäre mir meine schmerzverzerrte Miene mit den zusammengebissenen Zähnen peinlich gewesen. Nur manchmal entglitt mir ein stöhnender Laut, der nicht der Kategorie „Lust“ zuzuordnen war. Doch so unangenehm, ja kaum erträglich ihre Hände sich durch meine Muskulatur wühlten, auf so wundersame Weise blieb in den schon bearbeiteten Zonen ein intensives Wohlgefühl zurück.

Hilflos ausgeliefert

Gern hätte ich sie gefragt, ob meine erheblichen Verspannungen auf eine kräftige Muskulatur zurückzuführen seien. Aber ich hatte so erheblich mit der Unterdrückung meiner Laute zu kämpfen, dass ich besser nicht versuchte zu sprechen. Stattdessen nahm sie das Gespräch auf und deutete mir an, schon gut vorinformiert zu sein. Zu Petras Gunsten nahm ich an, dass der Hausarzt Dr. Rehberg die Physiotherapeutin instruiert hatte. Andererseits war es mir gerade recht, meine „Schwächelphase“ nicht selbst schildern zu müssen. Zwischendrin erklärte mir Kerstin in kurzen Worten, dass heute nur passive Maßnahmen zum Programm gehörten, aber ab morgen dann aktive Entspannungstechniken auf dem Lehrplan stehen würden. Ich gab mich meinem Schicksal hin und war letztlich doch sehr froh, als sie die Sitzung für beendet erklärte.

Das Aufstehen fiel mir ziemlich schwer. Ich fühlte mich wie ein weich geschlagener Kottlettstrang, der nur noch locker am Gerippe hin. Sie verabschiedete mich mit einem kurzen, wenngleich sehr freundlichen „Tschüss, bis morgen“, dann wendete sie sich auch schon dem nächsten Patienten zu. Eigentlich waren mir Frauen unsympathisch, die mich nicht zu Wort kommen ließen. Aber heute hatte ich keine Kraft zum Protest. Den Weg bis zum Auto schlich ich mit dem Gefühl, rechts und links je eine Kiste Bier zu tragen. Zuhause angekommen, fiel ich sofort aufs Sofa. Obwohl ich kaum noch in der Lage war, meine Schuhe auszuziehen, spürte ich, dass sich einiges an Verspannungen gelöst hatte. Kurz darauf übermannte mich der Schlaf.

Fix und alle

Mein Körper sagte mir am nächsten Morgen, dass er schwer und kaum zu gebrauchen sei. Die Physiotherapeutin hatte wirklich ganze Arbeit geleistet. Ich lag im Bett und wusste nicht, wie ich meinen Körper in die Senkrechte bekommen sollte. Jede Bewegung schmerzte. Es war ein Wohlgefühl, ausgestreckt auf dem Rücken zu liegen. Doch bei jeder Aufforderung zur Bewegung, an welchen Muskel auch immer, erlebte ich Verweigerung. Ich war nicht gelähmt, alles funktionierte noch. Dennoch hatte ich das Gefühl, an jedem meiner Gliedmaßen hingen zentnerschwere Gewichte. Also machte ich, was Couch Potatoes in solchen Situationen immer taten, ich blieb erst mal liegen. Irgendwann im Laufe des fortgeschrittenen Vormittags rollte ich mich dann ganz langsam aus dem Bett, quälte mich ins Badezimmer und nahm erst mal ein wohlig warmes Bad mit einem Wellness-Cocktail, den Sabine noch ausgesucht hatte. In der Schwerelosigkeit des Wassers konnte ich allmählich Arme und Beine an Aktivitäten gewöhnen und spürte, wie auch mein Geist begann, wieder Gedankenansätze zu bearbeiten.

Tiefenentspannung nach Jacobson

Diese Entspannungsmethode wurde von dem Internisten Edmund Jacobson schon in den 30er Jahren des letzten Jahrhunderts entwickelt. Sie hat sich weltweit durchgesetzt, weil sie schnell zu erlernen und jederzeit anwendbar ist. Das Prinzip ist, Sie spannen nacheinander die Hauptgruppen der Skelettmuskulatur für einige Sekunden mit Kraft an, um diese dann intensiver loslassen und tiefer entspannen zu können. Durch die Anspannung schulen Sie Ihre Körperwahrnehmung. Beim Lösen der Spannung erleben Sie die Entspannung wegen der vorangegangenen Anspannung um so tiefer und bewusster. Atmen Sie während der Spannungsphase gleichmäßig weiter und spüren Sie den Unterschied beim Loslassen.

Progressive Muskelentspannung nach Jacobson im Sitzen

Brauchen Sie eine kurze Entspannung zwischendurch, beispielsweise während Ihrer Büroarbeit? Dann probieren Sie aus, wie gut man sich innerhalb kurzer Zeit sogar im Sitzen entspannen und regenerieren kann.
Setzen Sie sich aufrecht auf einen Stuhl und schließen Sie die Augen. Ihre Hände liegen auf Ihrem Schoß. Spüren Sie zunächst nach, ob Ihre ganzen Fußsohlen auf dem Boden stehen, ob Sie auf beiden Gesäßhälften sitzen, wie Ihre Schultern hängen.

Beine:

Heben Sie zunächst das rechte Bein und strecken es waagrecht nach vorne aus, die Fußspitze ziehen Sie dabei in Richtung Körper. Spannen Sie alle Muskeln des Beines so fest wie möglich an, atmen Sie weiter und zählen Sie bis 5. Dann entspannen Sie das Bein und lassen es langsam sinken. Spannen Sie das rechte Bein noch mal an. Danach wiederholen Sie die Anspannung 2 Mal mit dem linken Bein.

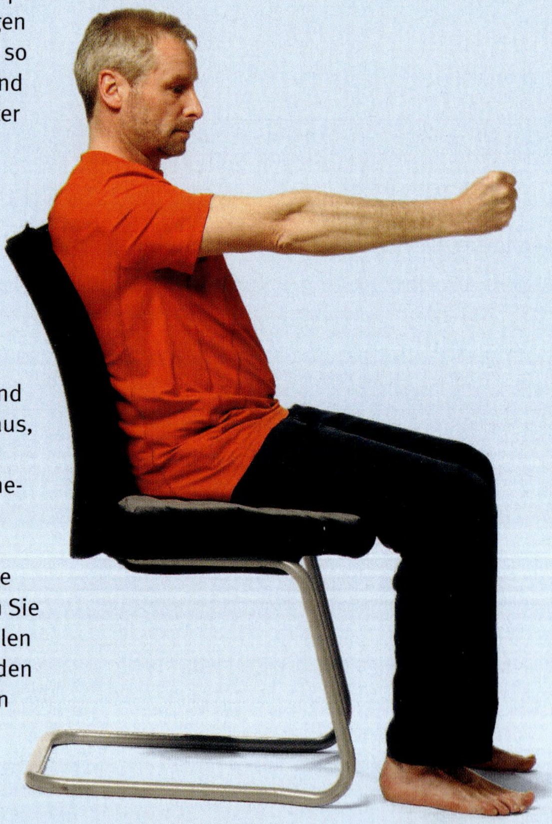

Arme:
Strecken Sie den rechten Arm waagrecht nach vorne aus und ballen Sie dabei die Hand fest zur Faust. Schieben Sie gleichzeitig die Schulter nach vorne und spannen Sie den ganzen Arm an. Stellen Sie sich vor, Sie wollen einen schweren Gegenstand von sich wegdrücken. Halten Sie die Spannung 5 Sekunden, dann lassen Sie langsam locker und legen den Unterarm wieder auf dem Schoß ab. Spüren Sie nach, ob sich eine Veränderung zwischen der rechten und der linken Körperseite eingestellt hat. Wiederholen Sie die Übung mit dem rechten Arm. Danach machen Sie dasselbe 2 Mal mit der linken Seite.

Gesäß:
Jetzt spannen Sie die Gesäßmuskeln an, kneifen Sie den Po fest zusammen. Halten Sie die Spannung 5 Sekunden, atmen Sie dabei ruhig weiter und lassen anschließend bewusst wieder locker. Dann spannen Sie den Po ein zweites Mal an. Das geht auch an einer roten Ampel.

Ganzer Körper:
Die Schlussanspannung gilt nicht nur beiden Beinen und beiden Armen, sondern auch dem ganzen restlichen Körper. Heben Sie die Beine und strecken Sie beide Beine und beide Arme waagrecht aus. Ziehen Sie die Fußspitzen in Richtung Körper, die Hände sind zur Faust geballt. Ziehen Sie die Schulterblätter zur Wirbelsäule, die Schultern dabei unten lassen. Runzeln Sie die Stirn und ziehen Sie Ihre Mundwinkel weit nach hinten. Halten Sie diese Spannung 5 Sekunden und atmen Sie bewusst weiter. Danach lösen Sie im Zeitlupentempo die Spannung im ganzen Körper. In dieser Phase des Loslassens ist es egal, was Sie denken oder wahrnehmen. Hauptsache ist, Sie genießen das Gefühl, wenn die Spannung aus Ihrem Körper entweicht.

Aktivierung:
Stehen Sie ganz langsam auf, damit Ihnen nicht schwindelig wird. Recken und strecken Sie sich, um sich zu aktivieren. Sie werden feststellen, Sie sind erfrischt wie nach einem kurzen Schlaf und fit für den Rest des Tages.

Profi-Tipp

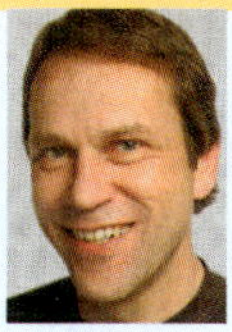

Einfach mal entspannen!
Sie können die Übungen nach Jacobsen jederzeit auch im Liegen in ähnlicher Weise durchführen. Polstern Sie eventuelle Druckstellen auf der Unterlage mit einem Handtuch ab und lösen Sie enge Gürtel. Um die Entspannung zu vertiefen, lassen Sie ruhige Musik mitlaufen. Am besten eignet sich langsame Instrumentalmusik. Kein Gesang, der lenkt nur ab.

Profi-Tipp

Entspannen Sie mal wieder

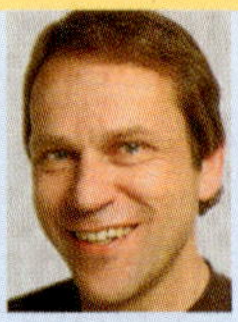

Wenn die Batterien leer sind, hilft es nicht, immer wieder starten zu wollen. Dann muss man sie aufladen. Das Auto ist kompromisslos, es bewegt sich nicht mehr von der Stelle. Wir aber finden immer noch „wichtige“ Gründe, etwas tun zu wollen, doch die Arbeitsleistung sinkt rapide. Deswegen hilft nur eins: Raus aus der Mühle und regenerieren, ohne Handy und Laptop!

Was war passiert?

Burn-out-Syndrom klang irgendwie bedeutungsvoll, „ausgebrannt sein“ hingegen mehr nach Versager. Er hat es nicht geschafft! Er ist geschafft! Die Batterien sind leer. Manchmal hatten diese Amerikanismen durchaus eine angenehme Seite. Wenn ich es mir recht überlegte, hatte ich allen Grund, mich leer und ausgemergelt zu fühlen. Erst lief mir meine Frau weg, dann war mir die Arbeit über den Kopf gewachsen, ich arbeitete seit Jahren hart und viel. Gewiss, ich hatte Erfolg im Beruf, ich liebte meinen Beruf. Aber der häufige Termindruck und das hohe Arbeitspensum hatten mich aus der Spur geworfen. Mein Arzt sagte mir, ich sei krank und bräuchte Ruhe. Meine Sekretärin wollte mich in den kommenden Tagen im Büro nicht sehen.

Fremdbestimmt

Eigentlich mochte ich Frauen nicht, die mich nicht selbst entscheiden ließen. Ich konnte manchmal richtig trotzig werden, wenn gut gemeinte Ratschläge des weiblichen Geschlechts auf mich niederprasselten, insbesondere wenn es um meine Freizeitgestaltung ging. „Häng nicht ständig vor der Glotze! Geh mal wieder Tennis spielen! Lass dich nicht immer von deinen Kumpels zum Trinken überreden!“ Solche Sätze ließen mich meinen Familiennamen vergessen und verursachten Muskelzittern und Zähneknirschen. Doch wenn ich intensiver darüber nachdachte, nahmen die Frauen einen nicht unerheblichen Einfluss auf mein Leben.

Sabine hatte sich um gesundes Essen und passende Kleidung gekümmert. Das wurde mir erst so richtig bewusst, nachdem sie nicht mehr da war, bei meiner täglichen Suche nach frischer Unterwäsche und gebügelten Hemden. Petra hatte meinen Terminplan im Griff und sorgte inzwischen auch für regelmäßiges Mittagessen. Ich hätte mich fremdbestimmt fühlen müssen, doch hatte diese Übernahme der Organisation meines Alltags auch etwas Angenehmes, Bequemes. War ich deswegen ein Chauvi? Nein, ich liebte einfach nur die Bequemlichkeit.

Weniger ist oft mehr

Der Stress der vergangenen Wochen hatte an mir und meinem Körper genagt. „Die chronische Fixierung auf den beruflichen Erfolg hat zu einer Einengung Ihrer Wahrnehmung geführt. Auf gut Deutsch nennt man das Scheuklappenphänomen", erklärte mir Dr. Rehberg bei einem seiner Hausbesuche in entspannter Atmosphäre. „Alles, was außerhalb Ihrer unmittelbaren geschäftlichen Ebene ablief, haben Sie ausgeblendet. Ihre Frau und deren Bedürfnisse, Freunde, Hobbys und selbst Ihren Körper vernachlässigten Sie. Als dann der Trennungsstress dazu kam und als I-Tüpfelchen die Terminflut zur Gesetzesänderung flippte Ihr Steuerungssystem aus. Das vegetative Nervensystem überdrehte und ließ Ihren Herzschlag zum Rasen bringen. Aber das ist nichts Ungewöhnliches für Männer in Ihrem Alter", meinte Dr. Rehberg.

Na ja! Ziemlich stressig jedenfalls für „nichts Ungewöhnliches", dachte ich noch so bei mir und fand die Worte des Hausarztes makaber. Oder sollte das etwa heißen, ich musste mich jetzt an die Wiederholung eines solchen Ereignisses gewöhnen? War ich doch schon ein bisschen alt geworden? Oder gab es noch eine Chance für mich?

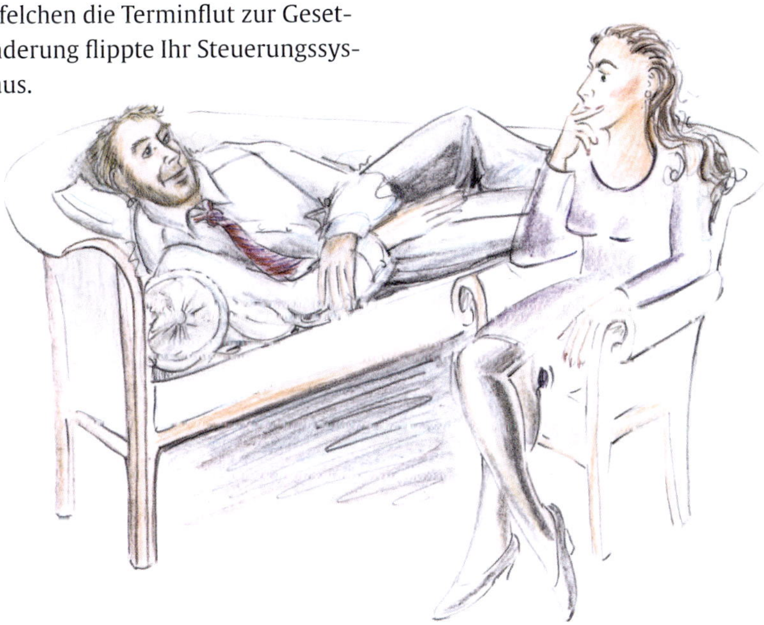

In guten Händen

Ich empfand es als großes Glück, einen Arzt zu haben, der so besonnen reagierte. Sein Verhalten ließ auf viel Erfahrung und Menschenverstand schließen. Dr. Rehberg glaubte daran, dass ich mich ohne großen Aufwand mit ein paar gezielten Maßnahmen wieder berappeln würde, wenn ich denn gewissenhaft war. Dabei ließ er aber durchblicken, dass sonst die Einweisung in ein Sanatorium mit Frischluftbaden, eingepackt in dicke Decken, und Kräutertee bis zum Abwinken nicht zu vermeiden wäre. Ich musste ihm versprechen, folgsam zu sein. Die väterliche Strenge seiner Worte, die durch ein verständnisvolles Augenzwinkern abgemildert wurde, gaben mir ein Gefühl von Geborgenheit und die Sicherheit, auf dem richtigen Weg zu sein. Außerdem hatte er mich ja zwei Frauen anvertraut. Mein Schicksal? Die eine war Kerstin, die Physiotherapeutin. Sie sollte mir die muskulären Verspannungen austreiben. Und das traute ich ihr nach der ersten Begegnung vollends zu.

Profi-Tipp

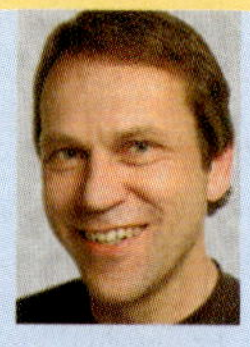

Was ist wirklich wichtig?

Die eigenen Bedürfnisse werden oft vernachlässigt. Wir müssen lernen, wieder Nein zu sagen. Dazu gehört, sich vorher über das wirklich Wichtige, die eigenen Prioritäten im Leben, klar zu werden. Manche Patienten von mir schreiben sich diese auf eine Liste, die einen zentralen Platz auf dem Schreibtisch erhält. Machen Sie es genauso, damit Sie die wesentlichen Dinge nicht aus den Augen verlieren.

Ab – auf die Couch

Die andere war Frau Dr. Steiner, eine Psychotherapeutin, die sich erst vor kurzem in unserem Ort niedergelassen hatte. Wohl deswegen konnte sie mir auch problemlos kurzfristig freie Termine anbieten. Während sich der Kontakt zu Kerstin von Anfang an recht unkompliziert gestaltete und wir schon beim dritten Treffen beim „Du" waren, wirkte Frau Doktor äußerst reserviert, fast unnahbar. Sie war ebenfalls jung, Anfang dreißig, hatte lange brünette Haare, eine wohl geformte Figur mit endlos langen Beinen. Zu ihren einfarbigen Miniröcken trug sie immer schwarze Strümpfe und spitze Schuhe – ich glaube, die Frauen nennen sie Pumps. Mit anderen Worten eine äußerst attraktive Frau und das wusste sie auch. Ich hatte einer Psychotherapie nur ungern zugestimmt. Mein Kopf war doch in Ordnung, nur mein Körper ein wenig überlastet.

Aber mein Hausarzt ließ nicht locker. Deswegen vereinbarte ich erst mal sechs Termine zur „Krisenintervention“, sozusagen als Probetraining. Wenn sich beide Seiten dann keine wichtigen Dinge mehr mitzuteilen hatten, sollte die Sache auslaufen. Nach meiner Vorstellung würden sich fünfeinhalb der abgesprochenen sechs Stunden mit meiner an sich glücklichen Kindheit beschäftigen und in der letzten halben Stunde würde sie mir dann mein gestörtes Verhältnis zu Frauen offenbaren. Da lag ich aber völlig daneben.

War ich durchschaut?

Auch wenn die Gespräche in einer sehr kühlen und sachlichen Stimmung abliefen, die nicht mal den Gedanken eines Annäherungsversuches aufkommen ließen, hatte sie mich schon bald in meinem Denken und Fühlen entlarvt. Mein Hauptziel war es bisher gewesen, nicht nur gute Arbeit zu leisten, sondern es allen recht zu machen und allen zu gefallen. Ich war in hohem Maße auf wirtschaftlichen Erfolg und gesellschaftliche Anerkennung angewiesen.

Daher war ich immer sprungbereit und ließ mich auch zu ungünstigen Zeiten bereitwillig ansprechen. Weil ich alle immer gleich wichtig nahm, erfuhren die wirklich wichtigen Personen in meiner Umgebung wie meine Frau und meine Freunde, keine größere Zuwendung von mir. Insbesondere war ich mir selbst nicht wichtig. Abends völlig erschöpft, blieben mir dann nur noch die Flasche Bier und ein Fußballspiel im Fernsehen. Puuh, so deutlich hatte mir noch nie jemand einen Spiegel vor die Nase gehalten! Und nun musste ich mir das von dieser Psychotherapeutin sagen lassen – dieser jungen gut aussehenden Frau, die weder durch Hornbrille noch durch Dutt auch nur ansatzweise dem Bild einer Akademikerin entsprach, wie ich es bisher besaß.

Den Spiegel vorgehalten

Frau Dr. Steiner hatte mich absolut treffend analysiert. In der letzten Stunde

Profi-Tipp

Nehmen Sie sich Zeit für sich

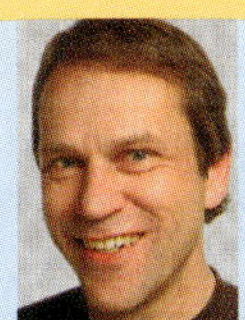

Wenn Sie abends erschöpft ins Bett sinken und feststellen, dass Sie tagsüber keine Zeit für sich hatten, dann sollten Sie am nächsten Tag ohne schlechtes Gewissen wenigstens einmal die Pflicht Pflicht sein lassen und Nein sagen. Leben ist mehr als nur Arbeit. Aber Arbeit ohne Leben ist vergeblich. Nehmen Sie sich Zeit, an sich selbst zu denken. Trauen Sie sich mal – und wenn es nur 15 Minuten sind.

Die Kunst des Neinsagens

Nein zu sagen ist unpopulär im Handy-Zeitalter, in dem wir ständig empfangsbereit und einsatzfähig sein müssen. Unsere Vorfahren zogen nur auf die Jagd, wenn diese Aussicht auf Erfolg versprach. Hatten sie nach langer Pirsch ihre Beute erlegt, konnten sie feiern und entspannt ausruhen, bevor der Hunger sie wieder auf die Beine brachte. Selbst unsere Väter hatten noch feste Arbeitszeiten: Wenn Feierabend war, war eben Feierabend.

Ein Diktat unserer modernen Zeit

Wir müssen heute ständig auf dem Sprung sein. Pausen, Abschalten, Auszeiten passen nicht ins „Geschäft“. Heute brüstet man sich mit der Anzahl der Arbeitsstunden, die man am Stück leistet, auch wenn die wahre Arbeitsleistung selbst bei Spitzenkräften nach 8 Stunden nachgewiesenermaßen drastisch abnimmt. Wer einen 14-Stunden-Tag hat, ist der moderne Held. Ob er dabei noch effektiv ist, interessiert nicht. Die Werbung vermittelt uns eine weitere Komponente unseres Sozialverhaltens: „Geht nicht gibt´s nicht!“ Das bedeutet, es wird nicht mehr gewartet, bis der richtige Zeitpunkt gekommen ist, um Probleme anzupacken und zu lösen. Sie werden krampfhaft „just in time“ gestemmt, ohne Rücksicht auf den eigenen Zustand. Es kommt zu den schon beschriebenen Folgen. Sie münden in dem Begriff, der alle Symptome auffängt: „Burn-out“.

Nein sagen lässt sich lernen

Nicht Nein sagen können, ob im beruflichen oder privaten Bereich, entsteht meist aus einem Gefühl der Angst. Angst vor Enttäuschungen des anderen, Angst vor dem Verlust an Zuneigung oder Anerkennung. Dabei ist Nein sagen oft ehrlicher und vertrauensbildender. Wenn ein Auftrag, eine Aufgabe nicht zufriedenstellend erledigt werden kann, ist es klüger, sie gleich abzulehnen. Werden Sie mit einer Aufgabe oder einem Auftrag betraut, den Sie in der vorgegebenen Zeit nicht erledigen können, sagen Sie recht-„zeitig“ Nein. So geben Sie dem anderen die Chance, eine andere Lösung zu finden. Die Enttäuschung hinterher ist um so größer, wenn wirklich keine Zeit für Alternativen mehr bleibt.

Gewissenhaft Nein sagen

Neinsagen braucht Rückgrat. Denn zunächst muss man mit Gegenwehr rechnen. Das gilt in der Erziehung von Kindern genauso wie gegenüber Vorgesetzten. Wer liebt spontan Neinsager? Doch letztlich sind diejenigen, die gewissenhaft Nein sagen, die Gewinner. Sie haben die Situation richtig eingeschätzt. Das schafft Vertrauen. Das soll nicht heißen, ständig Nein zu sagen, sondern verantwortungsvoll zu handeln. Denn in erster Linie geht es dabei um Ihre Gesundheit. Neinsager haben weniger krank machenden Stress.

fragte ich sie dann nach Lösungswegen, wie ich aus diesem Dilemma herauskommen konnte. Sie antwortete: „Merken Sie sich nur eins: Lernen Sie Nein zu sagen! Beginnen Sie, sich selbst zu lieben, sich selbst zu entdecken! Erleben Sie, was Ihnen Freude macht und pflegen Sie Kontakt mit den Menschen, die Ihnen wirklich etwas bedeuten! Nicht jede Chance bringt Erfolg." Ein Dreizeiler nach sechs Stunden als Antwort auf meine Lebenskrise. Erst glaubte ich, das könnte meiner besonderen Situation nicht gerecht werden. Immerhin trug ich als Selbstständiger im Dienstleistungsgewerbe eine recht große Verantwortung, zudem war ich frisch getrennt und hatte eine angeschlagene Gesundheit. Da konnte das Resümee einer ganzen Behandlung doch nicht aus zwei Sätzen bestehen. Wenn es wirklich so einfach war, warum war ich darauf dann nicht selbst gekommen?

Je mehr ich aber darüber nachdachte, wurde mir die Weisheit ihrer knappen Worte bewusst. Ich hatte gearbeitet wie ein Tier ohne Rücksicht auf die privaten Belange. Dem Kunden hatte ich immer Vorrang eingeräumt, auch wenn die Familie wichtige Termine und Treffen verabredet hatte. Die Vertrauten konnten warten, schließlich schuftete ich ja auch für ihr Wohl!

Wissen

Störungen des vegetativen Nervensystems reduzieren

Die beiden Partner des vegetativen Nervensystems Sympathikus und Parasympathikus zeigen die geringste Störanfälligkeit in der Steuerung der inneren Organe, wenn sie entsprechend ihrer tageszeitlichen Aktivitätskurven arbeiten können. Nein zu sagen zu allen Störquellen, die dies negativ beeinflussen, kommt der Gesundheit zugute.

Das erste Mal spürte ich ein Schuldgefühl gegenüber Sabine, die ich oft allein gelassen hatte.

Die kleinen Freuden des Lebens

In diesem Augenblick schrillte mein Handy. Ohne einen Blick auf das Display zu werfen, drückte ich den Ausschalter und fühlte sofort Befreiung und Kraft. Ich hatte mich über die Bedürfnisse eines anderen hinweggesetzt. Wooow! Nicht jede Chance bringt Erfolg! Es war ein angenehm warmer Frühlingstag. Ich suchte das nächste Straßencafé auf, bestellte mir wie in alten Zeiten einen Pernod auf Eis und freute mich ungeniert an den vielen hübschen Damen, die nabelfrei an mir vorbeischritten.

Trizepsübung für den Neinsager

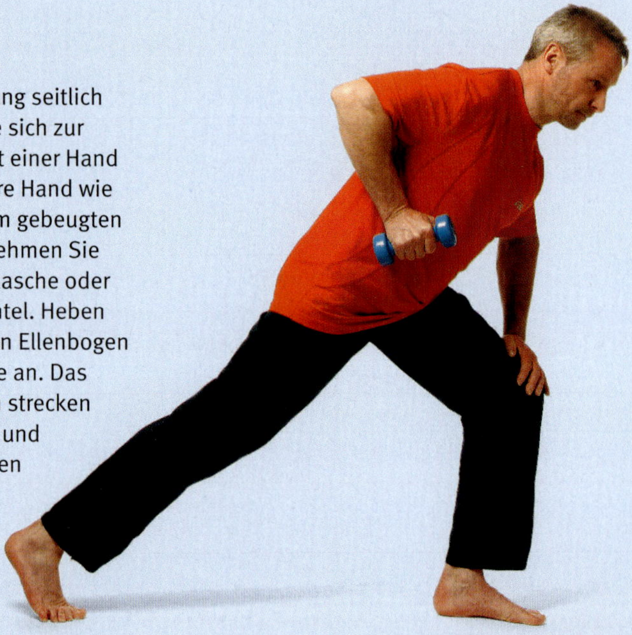

Stellen Sie sich in Schrittstellung seitlich an einen Tisch und stützen Sie sich zur Entlastung der Wirbelsäule mit einer Hand darauf ab. Oder stützen Sie Ihre Hand wie auf dem Foto zu sehen auf dem gebeugten Knie ab. In die andere Hand nehmen Sie ein dickes Buch, eine Wasserflasche oder eine 1 Kilogramm schwere Hantel. Heben Sie den rechtwinklig gebeugten Ellenbogen rückwärts bis auf Schulterhöhe an. Das ist Ihre Ausgangsstellung. Nun strecken Sie den Unterarm nach hinten und beugen ihn wieder. Wiederholen Sie die Bewegung 20 Mal mit jedem Arm.

Der Oberarmstrecker (Trizeps) gehört zu den Muskeln, die Sie durch vereinfachte Bewegungsabläufe im Alltag kaum noch gebrauchen. Weder Autos noch Rasenmäher müssen heute angeschoben werden. Ein schwacher Trizeps offenbart sich besonders beim Zähneputzen oder Winken durch unangenehmes Wackeln. Tun Sie rechtzeitig etwas dafür, damit Ihre Oberarmmuskulatur fest wird.

Die Schwäche des Muskels zeigt sich eines Tages durch Beschwerden in dem Gelenk, das er eigentlich stabilisieren sollte: im Schultergelenk. Deswegen lohnt es sich unbedingt, diesen Muskel frühzeitig zu kräftigen. Wir bezeichnen ihn als „Neinsagermuskel“. Denn er hilft Ihnen, unnötige Dinge von sich wegzuschieben, wenn er kräftig ist.

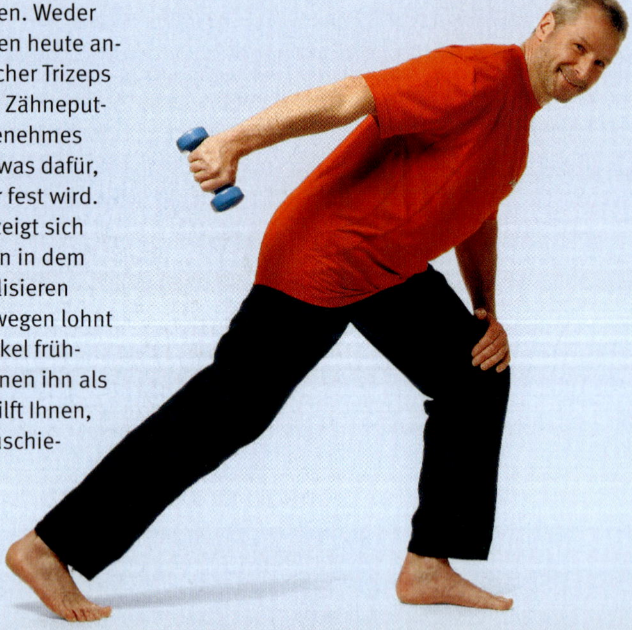

Keine Fitness aus Pflichterfüllung

War schon komisch! Seit ich meinen nervlichen Zusammenbruch erlitten hatte, fielen mir ständig irgendwelche Erfahrungsberichte in Zeitschriften über die unterschiedlichen Formen und Intensitäten von Burn-out auf. Mein Problem kannten anscheinend viele. Aber die Zeitungen waren auch voll von Anti-Stress-Empfehlungen und fast jede Woche brach einer der Promis zusammen. Früher hatte ich davon keinerlei Notiz genommen, heute konnte ich solche Meldungen als Trost empfinden. War anscheinend doch nichts „Ungewöhnliches“! Nach den ersten Stunden bei Frau Dr. Steiner fühlte ich mich durchaus nicht mehr unheilbar krank. Mit steigendem Selbstbewusstsein kehrte die alte Unrast zurück in meine Glieder und wollte mich zu neuen Taten antreiben. Es war wohl nur eine harmlose Attacke gewesen, kein dauerhaftes Problem. Meinem Hausarzt war ich aber dennoch dankbar, dass er die Sache mit dieser Konsequenz behandelte. Denn nur ein bisschen Wellness hätte mir in dieser Situation bestimmt nicht auf die Sprünge geholfen. Dr. Rehberg wollte mit mir auch das Thema Trennung noch aufarbeiten. Doch ich signalisierte ihm, dass ich meinem neuen Status als Single durchaus Vorteile abgewinnen konnte.

Für und wider ...

Zwar stand ich abends oft, wenn ich nach Hause kam, minutenlang mit Mantel und Aktentasche im leeren Wohnzimmer, bis ich mich daran erinnerte, dass niemand mehr meine Heimkehr erwartete. Auch schob ich die zahlreichen Einladungen unserer gemeinsamen Freunde beiseite, weil ich die vertraute Zweisamkeit nur schwer verkraften konnte, die mir

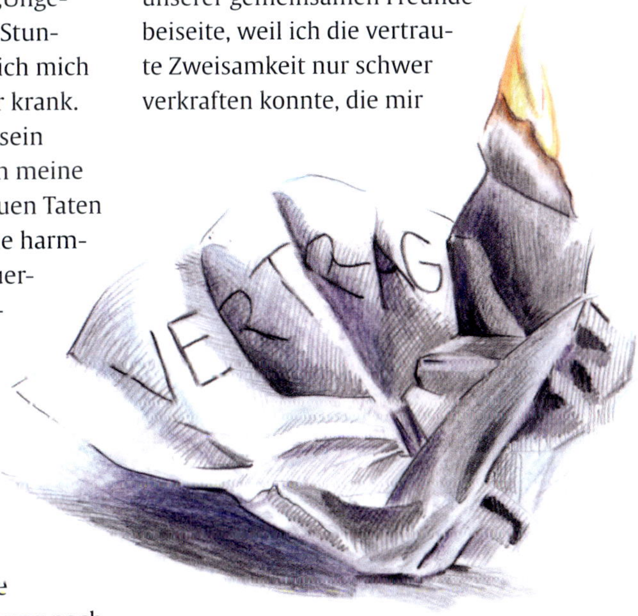

dann entgegentrat. Auf der anderen Seite tröstete ich mich damit, dass ich gewisse Diskussionen nicht mehr führen musste: die Debatten über herumliegende Klamotten, der Kampf, was im Fernsehen angeschaut wurde, der Streit über die richtige Art, die Zahnpastatube auszuquetschen. Ich hatte jedenfalls verstanden, dass in meinem Alltag neben Phasen der konzentrierten Anspannung im Beruf ab sofort auch Phasen der bewussten Entspannung dazugehören mussten. Sonst waren Verschleiß und weitere Störungen vorprogrammiert.

Bloß kein neuer Stress!

Um Dr. Rehberg zu beruhigen, verabredete ich mich jeden Donnerstag mit Norbert, meinem alten Freund. So wollte ich – die Worte des Arztes im Ohr – einmal in der Woche den ganzen Stress abschütteln, der sich tagtäglich ansammelte. Die ersten Treffen nutzten wir zunächst, um uns nach langer Zeit mal wieder über die politische Großwetterlage auszutauschen. Über mein Burnout schwieg ich aber konsequent. Bei Kerstin, der Physiotherapeutin, buchte ich zielstrebig gleich noch drei Massagen, um meinem Körper etwas Gutes zu tun. Dabei wies sie mich mehrmals darauf hin, dass neben der Lockerung der Muskulatur auch eine Kräftigung sinnvoll wäre. Vielleicht würde ich Frank bei Gelegenheit auf dieses Thema ansprechen, überlegte ich. Der hatte mir das ja schon mal erklärt. Aber das eilte nicht!

Norbert hatte auch gemeint, unser Austausch sei wichtig, aber wir könnten

AUS DER PRAXIS

Variable Kontrolle ist lebensnaher als starre Regeln

Auch Couch Potatoes wollen die von ihnen hoch gehaltene Gemütlichkeit gesund und fit genießen. Nur haben sie es schwerer als sportlich Aktive: Denn durch die relative Bewegungsarmut bedrohen sie Zivilisationskrankheiten wie Übergewicht, Bluthochdruck und Rückenschmerzen eher. Das haben auch die Mediziner erkannt; sie empfehlen ihnen daher nicht einfach Fitnessprogramme, die sie sowieso nicht erfüllen. Für diese Zielgruppe wurde der Begriff der „variablen Kontrolle“ geprägt: Es gibt Tage, da lässt sich das Tagessoll an Bewegung und die begrenzte Kalorienzufuhr einfach nicht einhalten. Dies ist als Ausnahme bedenkenlos zu akzeptieren, wenn sie tags drauf dafür Kalorien einsparen und sich großzügiger bewegen. Der Körper kann mit dieser Variabilität gut umgehen, wenn der Wille mitmacht.

doch allmählich mit dem Tennisspielen anfangen. Recht hatte er. Doch Eile mit Weile. Erst mal wollte ich das neue Gefühl des Unbekümmertseins in meinem Leben genießen. Frank, den ich lange nicht gesehen hatte, grüßte ich freundlich, allerdings nur im Vorübergehen, damit ein Gespräch über meinen Zustand nicht aufkommen konnte. Komisch, Männern gegenüber verheimlichte ich meine Schwächephase. Frauen gegenüber konnte ich mich in dieser Hinsicht eher anvertrauen. Hatte ich einen Ödipus-Komplex? Konnte nicht sein, nur bloß keine neue Psycho-Kiste aufmachen.

Profi-Tipp

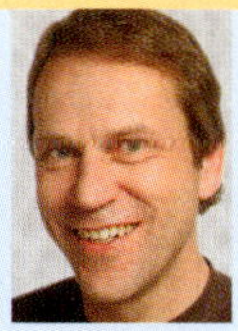

In Ruhe abwägen

Sie haben sich wieder über die gleiche Sache geärgert, beispielsweise über einen Kollegen und wollen endgültig kündigen. Doch Sie haben bisher nicht das Gespräch gesucht, um den Konflikt zu lösen. Schlafen Sie eine Nacht drüber, bevor Sie eine endgültige Entscheidung treffen und die Niederlage akzeptieren. Meist stellt sich die Sachlage im ausgeschlafenen Zustand nüchterner dar und die Bereitschaft wächst, mit einer guten Sache fortzufahren.

Sieg für den Schweinehund?

Nachdem ich inzwischen mehrere weiße Hemden rosa gefärbt hatte und die Bank mir die beiden ehemals grünen Hundert-Euro-Scheine nur nach langwieriger aufwendiger Prüfung gewechselt hatte, wendete ich fortan mehr Sorgfalt für das Wäschesortieren auf. Gerade war ich dabei, eine Hosentasche zu durchwühlen. Da fiel mir die alte Vereinbarung aus dem März wieder in die Hand: „mein Vertrag". Heute war der 12. Mai, vier Tage nach Ablauf des Abkommens, das ich mit mir getroffen hatte. Täglich zehn Minuten zu trainieren. Ich war konsterniert. Ich hatte mit so viel Elan begonnen, um den Beweis antreten zu können, dass regelmäßiges Training nichts brachte. Ich hatte Gewissheit haben wollen, dass all die Fitnessapostel irrten, wenn sie der Menschheit Besserung versprachen. Ich wollte mit Stolz mein Dasein als Couch Potato vertreten können, in dem Bewusstsein, bei mir würde kein Sport wirken. Was sollte ich denn nun Frank sagen?

Gewissensbisse?

Zum Glück wurde mein schlechtes Gewissen schon bald von einem überlegenen Schweinehund an die Wand gedrückt. Erstens war ich ja zwei Wochen krank geschrieben. Da war Sport sowieso verboten. Zweitens hatten mich

Die Waffen des inneren Schweinehunds

Das liebste Möbelstück des Teufels ist die „lange Bank“, sein Lieblingstier der „innere Schweinehund“. Während die „lange Bank“ uns hindert, längst fällige Entscheidungen endlich umzusetzen, sorgt der Schweinehund dafür, uns immer wieder vom richtigen Weg abzubringen. Wie leicht wäre der Alltag zu meistern, gelänge es uns, die guten Vorsätze auch stets umzusetzen! Aber oft genug prallen Vernunft und Gefühl, Ratio und Emotio, aufeinander und veranstalten in unserem Inneren Wettkämpfe, deren Sieger meist der Schweinehund ist: Als lachender Dritter bringt er unsere Kräfte zum Erlahmen. Ein ganzes Heer von Personaltrainern und Motivationsgurus will uns lehren, dieses Tier zu zähmen. Zwar jubeln ihnen die Zuhörer häufig begeistert entgegen, doch Langzeiterfolge sind in der Regel selten.

Wie Sie den inneren Schweinehund besiegen

Sinnvoller ist es, sich mit den Waffen des Schweinehunds zu befassen und Strategien zu entwickeln, um sie unschädlich machen. Drei Beispiele zeigen, wie Sie diesem gefährlichen Tier einen Maulkorb verpassen können:

1. Starre Regeln

Die stärkste Herausforderung für unseren inneren Gegner sind starre Regeln, wie sie uns Verbote oder Einschränkungen diktieren. Hier gilt nicht: Regeln sind dazu da, gebrochen zu werden. Denn dann erleben wir schon die erste Niederlage. Besser ist es, sich für erfolgreiches Handeln zu belohnen. Sieger feiern ihre Siege. Gelingt es Ihnen, eine Hürde zu nehmen, gönnen Sie sich etwas Schönes. Eigener Erfolg ist der beste Motivator, doch man muss ihn auch genießen können.

2. Frontalangriff

Konnten wir ein Vorhaben mal nicht umsetzen, stellen wir schnell das ganze Projekt in Frage. Das Prinzip „alles oder nichts“ führt aber nicht zu stabilem Handeln. Unser Leben besteht ständig aus Kompromissen – mit flexiblen Antworten lässt sich mehr erreichen. Wollen Sie heute nicht walken, fahren Sie einfach Fahrrad oder laufen Sie durch den Wald.

3. Bodenkampf

Ist man erst mal auf den Boden gefallen, fehlt schnell der Überblick. Schwierigkeiten werden nicht mehr analysiert und einzeln aufgearbeitet. Alles wird in einen Topf geschmissen. War man an einer Stelle schwach, schwächelt man auch bei Dingen, die bisher gut gelungen sind. Warum mit der Zahnputzübung aufhören, nur weil Sie Probleme mit dem vegetativen Nervensystem haben? Stehen Sie wieder auf und betrachten Sie die Sache aus der Vogelperspektive. Schon werden die Probleme klein und überschaubar. Hinfallen ist nicht schlimm, nur das Aufstehen darf man nicht vergessen.

meine Übungen auch nicht vor dem nervlichen Zusammenbruch bewahrt. Und drittens hatte ich ja gerade gelernt, Nein zu sagen, ohne schlechtes Gewissen und ohne langatmige Begründung. Fitnesstraining aus Pflichterfüllung war schlimmer als kein Training. Waren das nicht Franks Worte gewesen? Also verbrannte ich demonstrativ den Zettel und beerdigte ihn und das Thema mittels Klospülung.

Nun war alles klar

Und da mir Frau Dr. Steiner auch beigebracht hatte, alle Konflikte möglichst zeitnah an der Wurzel zu packen, ging ich anschließend mit zwei Flaschen Bier unter dem Arm zu Frank. Nachdem ich ihm kurz meinen Entschluss bekannt gegeben hatte, schwenkte ich elegant auf den bevorstehenden Anpfiff des Halbfinalspiels von Bayern München in der Champions League um. Frank hatte verstanden. Ob er mich jetzt als hoffnungslosen Fall einstufte oder ob er nur gelassen auf eine Chance warten wollte, um meine Argumente zu widerlegen? Die Antwort auf diese Fragen blieb er mir an dem Abend schuldig.

Ich fühlte mich gut, wie seit langem nicht mehr, frei und unbelastet. Zwar war es mir nicht wie erhofft gelungen, Franks Lehrmeinung zu widerlegen, dass aus mir auch mit nur geringem Aufwand ein fitter Typ zu machen war. Denn ich hatte mich nicht an die Spielregeln gehalten. Aber die Motivation, zu diesem Zweck einen erneuten Versuch zu starten, sah ich deswegen noch lange nicht. Ich war eben ein Sportmuffel. Wir lebten doch heute nicht nur in einer multikulturellen Gesellschaft, wir lebten auch in einer multifunktionellen Gesellschaft. Was bei dem einen funktionierte, musste bei dem anderen noch lange nicht gelingen. Was dem einen gut tat, konnte bei dem anderen in Quälerei ausarten. Mochte mich meine Frau doch langweilig finden, es gab sicherlich auch Frauen, die meine Einstellung teilten. Da wollte ich mir für die Zukunft keine Sorgen machen. Obwohl ... die meisten Frauen, die ich kannte, teilten eher Sabines Ansichten. Aber das mochte auch eine Modeerscheinung sein!

Auch fand ich, dass die dem Fitnesswahn Verfallenen in ihren Ansichten ziemlich intolerant waren. Eigentlich sollte sich das Antidiskriminierungsgesetz der EU nicht nur auf Menschen beziehen, die sich durch Behinderung, Rasse oder Religion beeinträchtigt fühlten, sondern auch auf Personen, die in körperlicher Ertüchtigung nicht den Sinn ihres Lebens sahen. Meiner Ansicht nach war es Zeit, sich zur Bequemlichkeit zu bekennen. Auch wenn die Bayern an diesem Abend wegen mangelnder Fitness verloren hatten, ich schlief zufrieden und selbstbestätigt ein.

Aufrichten der Brustwirbelsäule

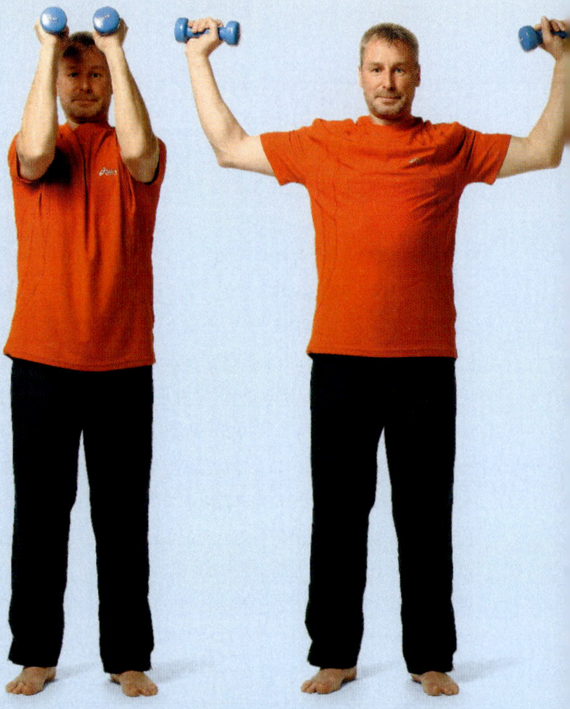

Nehmen Sie zwei Hanteln oder zwei Wasserflaschen. Halten Sie diese in Kopfhöhe vor dem Körper, Ihre Arme sind dabei rechtwinklig gebeugt, Ellenbogen und Unterarme liegen aneinander. Das ist Ihre Grundposition. Bewegen Sie nun die Arme auseinander, bis sie sich seitlich neben dem Körper befinden, anschließend führen Sie sie wieder zusammen. Betonen Sie vor allem das Auseinanderziehen. Diese Übung heißt auch Butterfly. Machen Sie 20 Wiederholungen, ohne dabei die Arme nach unten sinken zu lassen.

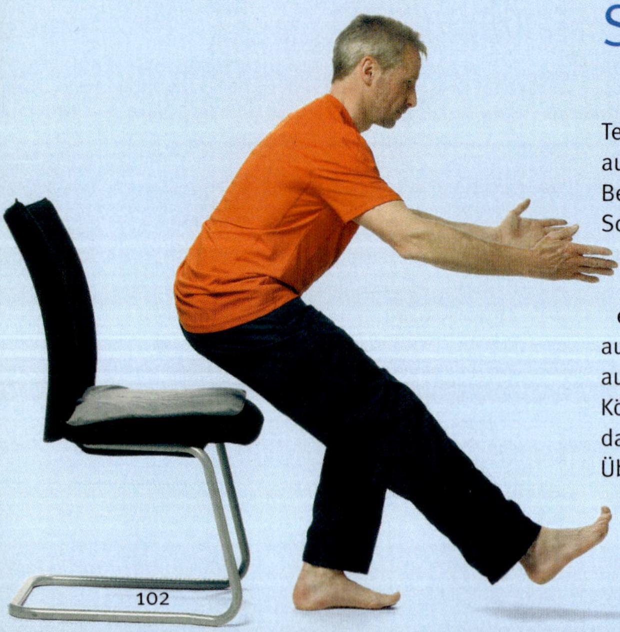

Steh-auf-Übung

Testen Sie doch mal, ob Sie mit einem Bein aufstehen und sich ebenso auf nur einem Bein stehend wieder hinsetzen können. Schaffen Sie das mit jedem Bein 5 Mal? Falls nicht, nutzen Sie diesen Test als Übung. Jeden Tag ein Mal mehr, bis es Ihnen 5 Mal gelingt. Je leichter Sie aufstehen können, desto eher tun Sie es auch. Denn unser Geist lässt sich gern vom Körper leiten. Vergessen Sie aber nicht, das schwächere Bein zu trainieren. Diese Übung hilft auch, gegen Kniegelenkarthrose vorzubeugen. Denn sie kräftig die Oberschenkelstrecker, die das Knie stabilisieren.

Trainingspause mit Folgen

Eigentlich war ich ein notorischer Nichtbahnfahrer. Immer wenn ich den Versuch startete, dem höchsten Bahnchef und seinen Beteuerungen Glauben zu schenken, dass die Bahn immer pünktlicher werde, wurde ich eines Besseren belehrt. Entweder waren die Oberleitungen vereist oder es trat ein Sicherheitsproblem beim ICE auf und ein Waggon musste ausgetauscht werden. Nur selten war ich pünktlich angekommen.

In einem bösen Brief hatte ich der Bahn auch schon mal vorgeschlagen, die Ankunftszeiten auf den Fahrplänen doch mit einem „circa" zu versehen. Zugegeben, dummerweise war ich auch zweimal im Zug eingeschlafen und über das Ziel hinausgefahren. Ganz schön peinlich gegenüber den Geschäftskunden. Ich fuhr lieber mit dem Auto, da hatte ich das Steuer selbst in der Hand. Nun hatte aber die Versicherungsgesellschaft zum anstehenden halbjährlichen Treffen der Versicherungsagenten extra in ein Hotel nahe des Bahnhofs nach Würzburg geladen, damit für jeden Teilnehmer eine stressfreie Anreise garantiert war. Da konnte ich die günstige Zugverbindung von Hannover

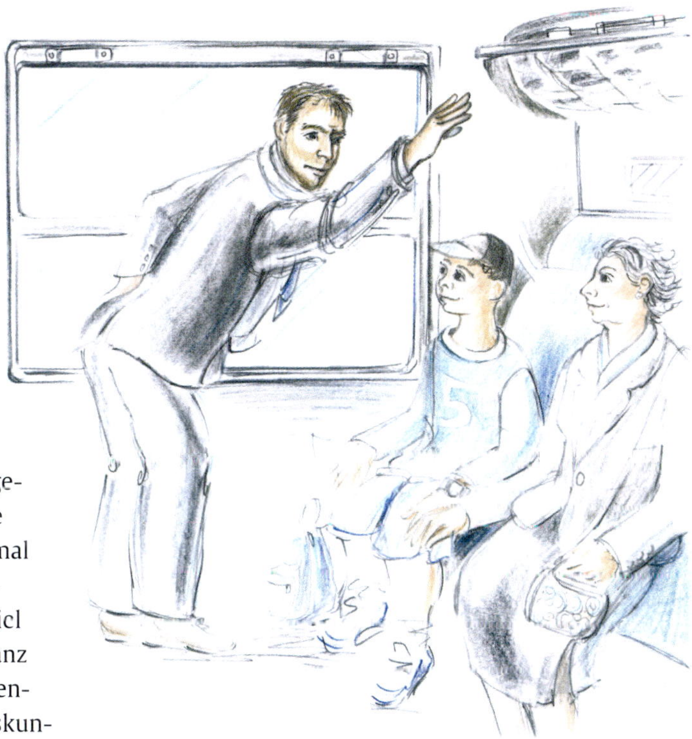

natürlich nicht abweisen. Widerstrebend und mit einer unguten Vorahnung kaufte ich mir eine Bahnfahrkarte. Schon das allein war eine Tortur. Um durch das Rabattsystem der Deutschen Bahn durchzusteigen, musste ich meine ganze Intelligenz aufwenden. Da konnte ja nichts Gutes dabei rauskommen.

Das Kreuz mit dem Kreuz

Zwei Tage vor der Dienstreise schmerzte nach langer Zeit mal wieder mein Rücken. Selbst ein rasch dazwischen geschobener Termin in der physiotherapeutischen Praxis brachte nicht die erhoffte Hilfe. Es gelang Kerstins wohltuenden Händen diesmal nicht, mir Linderung zu verschaffen. Ich wollte Kerstin auch nicht direkt von den Schmerzen erzählen, denn das hätte nur wieder ihren Hinweis auf die notwendige Kräftigung meiner Rückenstrecker provoziert. Vorsorglich steckte ich mir daher mein Lordosekissen aus dem Auto ein, um während der Bahnfahrt angenehmer sitzen zu können.

Wissen

Ohne kräftige Muskeln geht es nicht

Schmerzzustände der LWS entwickeln sich aufgrund von Überforderung oder Fehlbelastung meist als Verspannung der Rückenmuskeln. Erst später werden Bandscheiben oder Wirbelknochen in den Verschleißprozess einbezogen. Bei ersten Anzeichen auf eine Fehlentwicklung gilt: „Wehret den Anfängen!“ und mit Übungen zur Schmerzlinderung zu beginnen.

In dem Abteil, in dem ich meinen reservierten Platz fand, saß schon eine ältere Dame mit ihrem etwa zehn Jahre alten Enkel. Die beiden reisten nach Frankfurt, wie aus dem Gespräch zu entnehmen war. Als ich mir mein Kissen in den Rücken schob, kommentierte der altkluge Junge dies mit den Worten: „Schau mal Oma, schon wieder ein älterer Mann mit Rückenschmerzen.“

Schicksal, nimm deinen Lauf!

Den Schock musste ich erst mal verdauen, denn so offensichtlich war ich lange nicht bloß gestellt worden. In Göttingen nahm dann ein weiterer Geschäftsreisender in meinem Alter in unserem Abteil Platz. Ich las in einer Zeitschrift, als der ICE kurz vor Kassel in einen langen Tunnel schoss. Natürlich war mal wieder die Beleuchtung ausgefallen. Ich hörte, wie sich die Großmutter mit ihrem Enkel unterhielt. Sie war inzwischen nervös geworden, weil sie in Kassel umsteigen mussten, und überlegte nun, ob sie wohl einen der mitreisenden Herren bitten konnte, ihren Koffer von der Ablage herunterzuholen.

Als der Zug nach dem Tunnel wieder in das Tageslicht tauchte, war mein Altersgenosse verschwunden. Ich bekam Herzklopfen wegen der indirekten Aufforderung, wollte mir aber keine Blöße geben und stemmte mich aus meinem Sitz hoch. Der einschießende Schmerz in meinem Kreuz ließ mich heftig zusammenzucken, was dem kleinen Pimpf offensichtlich nicht entging. Vorlaut meinte er: „Nee, Oma, auf die Herren kannste dich heut nicht mehr verlassen. Der eine hat sich flott aus dem Staub gemacht und der andere hat Mühe, sich selber auf den Beinen zu halten.“ Schwungvoll zog er den Koffer von der Ablage und trottete mit einem frechen Grinsen an mir vorbei auf den Gang.

Peinlicher Auftritt

So vorgeführt hatte man mich lange nicht mehr. Gerade Mitte vierzig und ich musste mich von einem 10-Jährigen tatsächlich schon zum alten Eisen rechnen lassen. Noch lange nachdem die beiden ausgestiegen waren, ging mir das Erlebte durch den Kopf und ich ärgerte mich über mich selbst. Hätte ich doch bloß auf Kerstin gehört! Der Zug traf übrigens pünktlich in Würzburg ein.

Doch das anschließende Meeting sollte das Ganze noch toppen. Ein Marketingleiter aus der Zentrale war angereist, um uns ein neues Produktkonzept vorzustellen und mit uns die dazugehörige Verkaufsargumentation zu trainieren. Weil erfolgreiche Versicherungsagenten körperlich und geistig fit sein müssen, wollte er zu Beginn mit uns gleich ein paar Fitnessübungen machen. Da war es wieder, dieses Herzklopfen! Nicht vergleichbar mit dem Herzrasen vor meinem Burn-out. Damals konnte ich mir das Herzschlagen nicht erklären. Jetzt wusste ich, warum es

Profi-Tipp

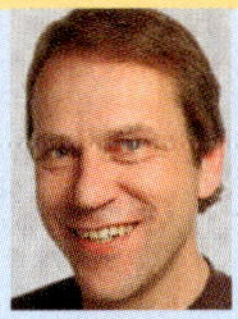

Eigentraktion: Schmerzen vorbeugen

Probieren Sie die Eigentraktion (siehe Seite 106) einmal aus, bevor das nächste Schmerzereignis Sie wieder ereilt. Mit dieser Übung lassen sich viele Beschwerden abfangen, gleichzeitig können Sie ein Gespür für den Zustand Ihrer Wirbelsäule entwickeln. Früher galt als Tipp, sich im Türkreuz auszuhängen. Das können wir kräftemäßig nicht bewältigen, im Liegen an einem Besenstiel zu ziehen, ist wirkungsvoller. Danach gehen Sie mit einer Wärmflasche ins Bett und der nächste Tag ist gerettet.

Schmerzzustände

Die meisten akuten Schmerzzustände der Wirbelsäule kündigen sich vor ihrer vollen Entfaltung an und können von einem „sensibilisierten“ Laien rechtzeitig abgefangen werden. Wohlgemerkt, hier geht es nur um Schmerzprozesse, die akut auftreten und in der Regel ohne Dauerschaden auch wieder gut werden. Also um den Beginn der Probleme und nicht um chronische Zustände, die die ständige Begleitung des Arztes benötigen.

Die Ursache heißt oft: „muskuläre Dysbalance“

Bevor ein Zustand jedoch – abgesehen von wenigen angeborenen „Handicaps“ – chronifiziert und im Röntgenbild an Verschleißerscheinungen der Knochen erkennbar ist, geht dem Prozess meist ein muskuläres Ungleichgewicht voran. Beispielsweise ziehen die Rückenmuskeln rechts und links ungleich, weil eine Seite durch Fehlbelastungen stärker oder eine Region insgesamt schwach ist. Dann verkanten die kleinen Wirbelgelenke und nutzen sich ab oder die Bandscheiben werden ungleich belastet, sodass ihre Masse droht, sich in die Nervenaustritte zu quetschen.

Die Folgen können ganz unterschiedlich sein:

- Beschwerden der Halswirbelsäule (HWS) mit Nacken- und Kopfschmerzen sowie Gleichgewichtsstörungen, Schwindel, nach neuesten Erkenntnissen auch Tinnitus zu einem gewissen Prozentsatz
- Probleme der Brustwirbelsäule (BWS), die in Schultern und Arme ausstrahlen
- Schmerzen der Lendenwirbelsäule (LWS), die entweder lokal im Kreuz ihr Übel entfalten oder in das Gesäß oder die Beine ziehen.

Was bringt Linderung?

Zunächst entwickeln sich bei Überlastungen des Systems Verspannungen der Muskulatur. Diese Verhärtungen kann der Masseur mit seinen Händen lösen, aber auch eigenständig können wir etwas tun. Ohne Risiko kann der Laie 3 Dinge immer versuchen, um im Anfangsstadium die Beschwerden in den Griff zu bekommen. Als sehr effektiv haben sich die im Übungsteil beschriebenen Maßnahmen wie Stufenlagerung und Eigentraktion mit Stab erwiesen. Und auch Wärmeanwendungen im Schmerzbereich bringen oft Linderung. Die Wärme fördert die Durchblutung, sodass die Verspannung auslösenden „Säuren“ in der Muskulatur besser abtransportiert werden. Ob Wärmflasche, Heizkissen oder Körnerkissen, jedes Mittel ist recht. Nur nicht zu heiß (max. 40°), damit die Haut nicht leidet. Wenn das alles nichts nützt, sollten Sie zu einem Schmerzmittel greifen oder den Arzt holen. Übrigens: Diese 3 Maßnahmen können auch ohne Schmerzen ein Wohlgefühl auslösen. Probieren Sie es aus.

in meiner Brust hämmerte. Peinlichkeit kennt keine Grenzen. Alle anderen Meetingteilnehmer erhoben sich, reckten und streckten sich und warfen mir Sitzenbleiber bedauernde Blicke zu als Antwort auf mein schmerzverzerrtes Gesicht. Selbst abends in der Bar wurde mir mit ironischen Kommentaren der bequemste Platz zugewiesen und Kissen zum Polstern angeboten.

Lauter gute Ratschläge

Bisher war dieser Abend immer geprägt gewesen von interessanten Gesprächen zum Thema „Welche neuen Tricks helfen mir, noch erfolgreicher zu sein?" oder einem amüsanten Austausch besonderer Kuriositäten, die in unserer alltäglichen Arbeit so angefallen waren. Dieses Mal durfte ich die Rolle des Bedauernswerten spielen, bei dem alle meine netten Kollegen ihre Ratschläge und Erlebnisse mit eigenen Beschwerden abladen konnten. Was erfuhr ich nicht alles über neue Behandlungsmethoden und Vermeidungsstrategien! Ich hätte am Ende des Abends ein komplettes Ratgeberbuch schreiben können. Und wer suchte nicht alles meine Gesellschaft? Jeder, der gerade nicht einen anregenden Menschen zum Reden fand, gab bei mir seine Erfahrungsberichte ab. Ich versuchte der Situation zu entkommen, indem ich einen Witz erzählte. Doch das entpuppte sich als totaler Bumerang. Denn nun fühlte sich unser bekannter Witzbold Hansi Kramer aus München aufgefordert, all seine Arztwitze loszuwerden und gab so auch einige Anekdoten zum Thema „Rückenleiden" zum Besten.

Es blieb nur die Flucht

Kein Mensch erinnerte sich daran, dass ich ja noch am Nachmittag wegen meiner besonderen Leistungen für das Unternehmen ausgezeichnet und mit einer Sonderprämie, einem Wochenende in einem Luxus-Wellness-Hotel, bedacht wurde. Bis auf unseren Marketingleiter. Dem fiel allerdings nichts anderes ein, als mich darauf hinzuweisen, dass dieses Hotel – er kannte es von einem Aufenthalt – unter anderem über einen hervorragenden Physiotherapeuten verfügte, der mir bestimmt bei meinem Rückenproblem helfen konnte. Ich kochte innerlich und suchte letztendlich einen schnellen Abgang, natürlich mit dem Hinweis, ich müsste mich schonen. In dieser Nacht schlief ich schlecht. Ich konnte aber nicht sagen, ob es an den Schmerzen oder an meiner Wut über die Kollegen lag.

Stufenlagerung

Eine einfache und angenehme Art, die Muskeln im unteren Lendenbereich zu entspannen, ist die Stufenlagerung. Legen Sie die Unterschenkel auf einen Stuhl mit Kissen oder einen Ball. Wichtig ist, dass sich Ihre Hüfte und Ihre Knie in einem rechten Winkel (90°) befinden. Dadurch wird Ihr Becken gekippt und ein Zug auf die verspannten LWS-Strecker ausgeübt. Besonders dann, wenn Sie mal einen schmerzhaften Tag erwischt haben, können Sie die Rückenstrecker so gut dehnen und entspannen.

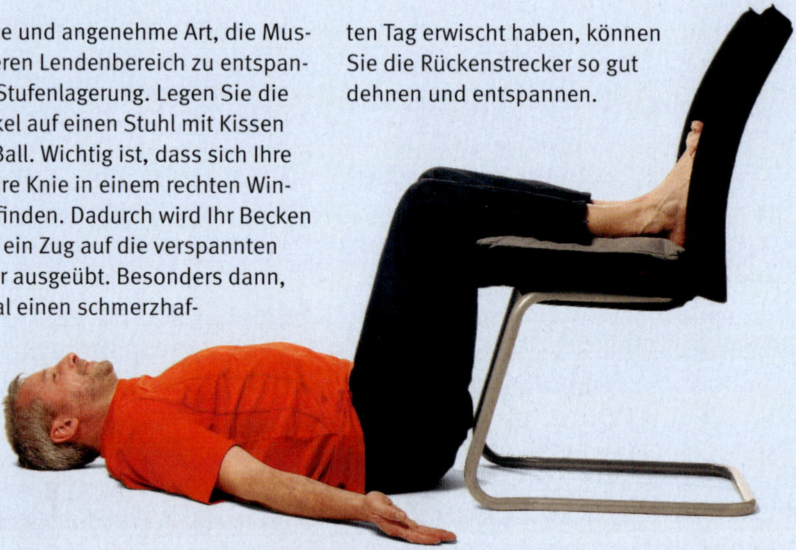

Eigentraktion mit Stab

Verkeilen Sie einen Besenstiel oder Stab hinter dem Rahmen einer geöffneten Tür. Ein stabiler Bettpfosten tut's auch. Dann legen Sie sich mit dem Kopf in Richtung Stab auf den Rücken. Ihre Arme sind gestreckt, die Beine angewinkelt und die Füße aufgestellt. Fassen Sie nun den Stock und ziehen Sie sich daran in die Länge. Spannen Sie Ihre Arme so an, als wollten Sie den Stab zu sich herziehen. Sie werden merken, dass sich einerseits die gesamte Arm- und Rumpfmuskulatur anspannt, andererseits aber durch die vermehrte Streckung des Rumpfes auch eine Entlastung der Wirbelsäule erfolgt. Sie dehnen die Rückenstrecker, die Verspannungen lösen sich und die Bandscheiben werden „entstaucht". Halten Sie die Spannung 3–5 Minuten.

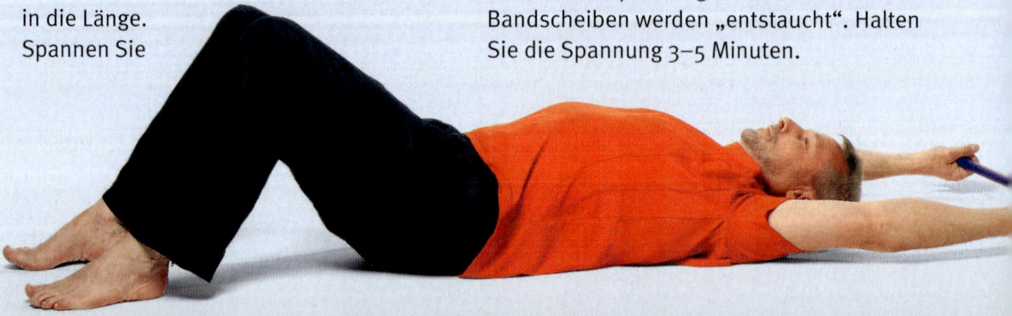

Rotationstraktion

Wollen Sie nicht nur die Rückenmuskeln entspannen, sondern Wirbelsäule und Becken spiralig entlasten, erweitern Sie einfach die zuvor beschriebene Eigentraktion in folgender Weise: Ziehen Sie wie gehabt am Stab, stellen Sie die Beine auf, sodass die Knie angewinkelt sind. Dann lassen Sie beide Beine zusammen auf einer Seite auf den Boden sinken. Der Schultergürtel bleibt dabei vollständig auf dem Boden. Sie spüren einen angenehmen Zug, der bis in die Gesäßmuskulatur vordringt. Die kleinen Wirbelgelenke werden druckentlastet, die Muskulatur des Rumpfes, insbesondere die schrägen Rumpfmuskeln, gestreckt und die Gesäßmuskeln gedehnt. Nach 20 Sekunden wechseln Sie die Seite.

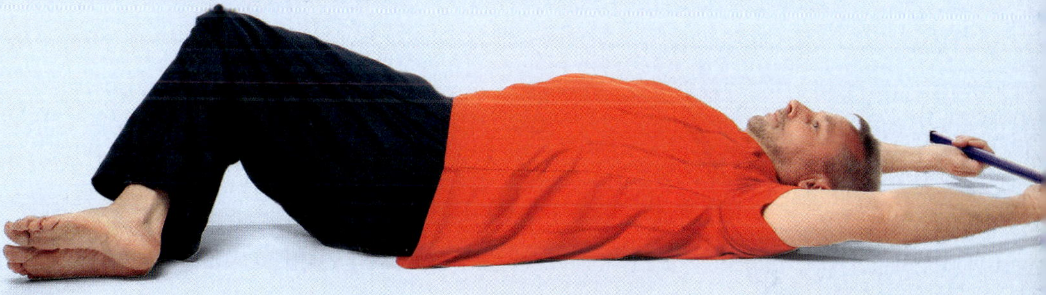

Besonders die beiden letzten Übungen empfehlen sich, wenn Sie nach 8 Stunden Schreibtischarbeit oder langer Autofahrt nach Hause kommen. Der Rücken muss über kurz oder lang Schaden nehmen, wenn er auf Dauer eine für ihn ungünstige Haltung einnimmt. Wir können uns nur schützen, wenn wir zeitnah dagegenhalten und die Wirbelsäule frühzeitig entlasten und wieder ausrichten. Genauso wie ein Handwerker am Ende des Arbeitstages sein Werkzeug reinigt und repariert, so sollte auch ein Schreibtischarbeiter seiner wichtigsten Stütze, dem Rücken, ein bisschen Aufmerksamkeit widmen.

Profi-Tipp

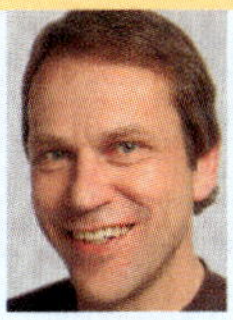

Einfach, aber wirkungsvoll

Schmerzhaften Verspannungen im Rücken können Sie auf einfache und angenehme Art entgegenwirken, bevor sich die Beschwerden zu handfesten Problemen auswachsen. Diese drei Entspannungsübungen sollten Sie bei beginnenden Rückenschmerzen immer versuchen. Hier können Sie nichts falsch machen, verspüren aber meist rasch Erlösung.

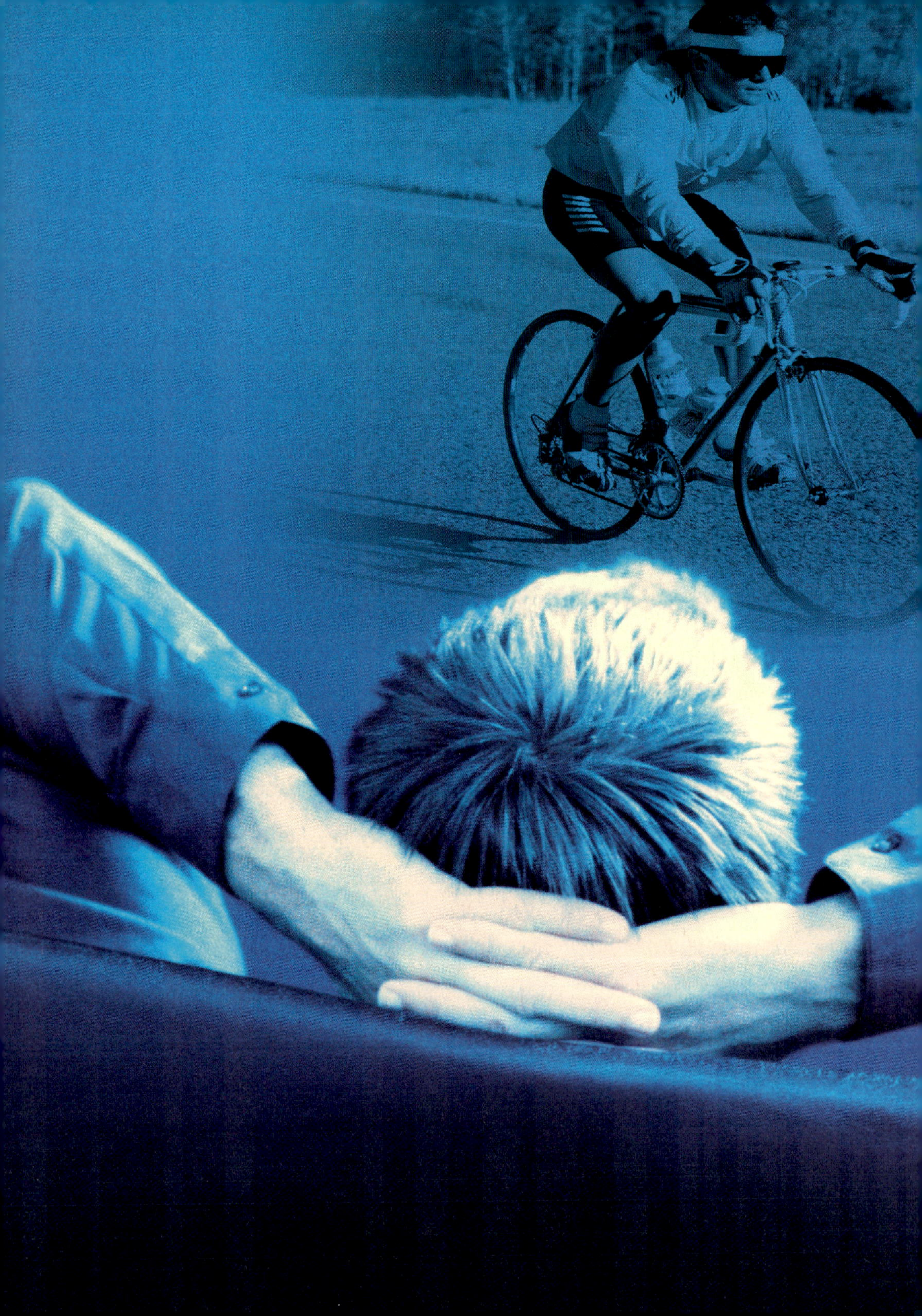

NEUE IDENTITÄT

Schmerzlich ist oft die Erfahrung, dass der eigene Körper ein Minimum an Aufmerksamkeit braucht, um einsatzfähig zu bleiben. Auch wenn für überzeugte Couch Potatoes das Sofa als Oase in der Wüste des Alltagstrotts unumstritten bleibt, kann sich selbst Hartmut Fröhlich letztlich vor etwas Aktivität nicht drücken. Doch wie findet er eine Lösung, die seiner Gesinnung entspricht, ohne dabei seine Identität aufzugeben?

Das muskuläre System – lange vernachlässigt

Die Tagung war der reinste Frust. Normalerweise stellten diese Treffen immer einen der Höhepunkte des Arbeitsjahres dar. Ich kam mit alten Weggefährten zusammen, wir tauschten uns aus über Erfolge im Beruf, aber auch über private Neuigkeiten. Es herrschte stets große Fröhlichkeit. Diese Abendveranstaltung hatte nun weitestgehend ohne mich stattgefunden. Das erste Mal in meinem Leben fühlte ich mich alt und krank. Es war nicht jenes Gefühl, das nach einer durchzechten Nacht die Füße am Boden kleben und den Kopf wie einen Kreisel zwischen den Schultern pendeln ließ. Das kannte ich. Auch wenn es äußerst unangenehm war, so wusste ich doch, am nächsten Tag war es überstanden.

Selber schuld

Jetzt plagten mich nur Rückenschmerzen, die man nicht bekam wie Zahnschmerzen oder eine Grippe. Alle wussten nach den Ausführungen unseres Marketingleiters, dass Rückenschmerzen durch mangelnden Stressabbau oder körperliche Schwäche entstanden. Das berührte meinen Stolz. Mir war klar, wenn ich meinem Körper weiterhin so wenig Aufmerksamkeit widmete, würden sich diese Ereignisse wiederholen und irgendwann würde ich nicht mehr zu den erfolgreichsten Versicherungsagenten gehören. Eins hatte Frank mit seinem Training jedenfalls erreicht: Ich wusste Bescheid und konnte nicht so tun, als ob dieses Trauma ein zufälliger Schicksalsschlag war. Es war ganz eindeutig die Folge meiner Entscheidung, mich von den angebotenen Freizeitaktivitäten zurückzuziehen.

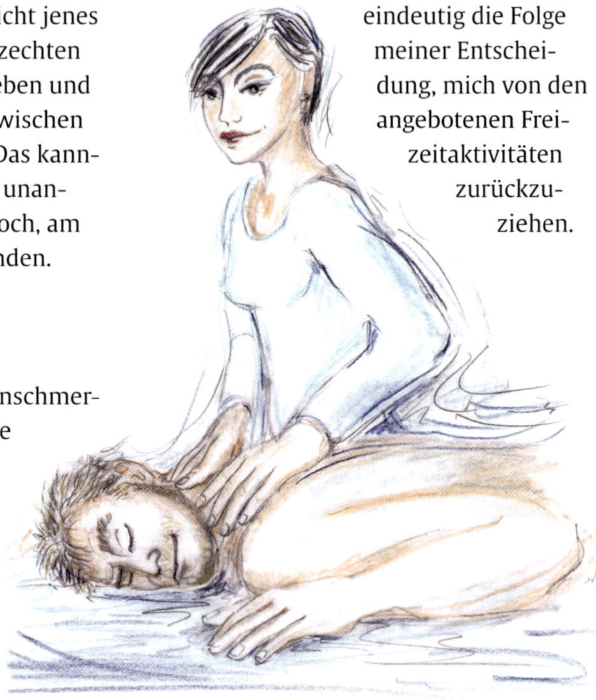

Einsichtig?

Die Rückfahrt überstand ich dank der angebotenen Schmerzmittel einigermaßen. Meinen Platz suchte ich diesmal aber im Großraumwagen, um nicht wieder in peinliche Situationen zu kommen. Zuhause angekommen, verabredete ich gleich mit Kerstin einen Termin. Sie war bereit, am Abend eine Stunde dranzuhängen. Es war äußerst wohltuend, mir meine schmerzenden und verspannten Muskeln lockern zu lassen. Ihre Ruhe und Kompetenz gaben mir die Sicherheit, in den richtigen Händen zu sein.

„Als Erstes ist es wichtig", so Kerstin, „zu lernen, auf drohende Schmerzzustände zeitig zu reagieren. Bei einem empfindlichen Rücken sollte nach längerer einseitiger Belastung die Wirbelsäule wieder ausgerichtet werden.

Wissen

Immer ausreichend trinken
Verspannungen entstehen durch überlastete und schlecht durchblutete Muskeln. Leidet der Blutkreislauf zusätzlich unter Wassermangel, können Muskelverhärtungen vertieft werden. Zur Schmerzbekämpfung daher unbedingt die Trinkmenge überprüfen: 2 Liter Wasser über den Tag verteilt gelten als Minimum bei einem nicht anstrengenden Alltag.

Gerade langes Sitzen besonders im Auto krümmt den Rücken und die Bandscheiben und kleine Wirbelgelenke verkanten. So bereitet sich ein Hexenschuss vor." Rechtzeitig gedehnt und der junge Mann in der Bahn hätte seinen resignierten Eindruck von meiner

AUS DER PRAXIS

Selbstmedikation, der Griff zur Tablette?

Muskuläre Verspannungen verursachen die meisten akuten Schmerzzustände. Das betrifft nicht nur Schmerzen im Bereich der Wirbelsäule und des Schultergürtels, auch die Entstehung des akuten Kopfschmerzes wird zu 85 % der Halswirbelsäule und der sie haltenden Muskulatur zugeordnet. Schnell ist man geneigt, diesen Zustand mit dem Griff zur Schmerztablette zu beenden. Sicher, bei einem Alkoholkater vor dem Büroalltag bleibt wohl nichts anderes übrig. Doch sollte man gleichzeitig den Wasser- und Salzverlust ausgleichen. Ein ½ Liter Leitungswasser mit einer Prise Salz ersetzt oft die Schmerztablette. Wie Sie Rückenschmerzen sinnvoll und effektiv mit gezielten Übungen bekämpfen können, finden Sie im vorangehenden Kapitel. Manchmal ist es unumgänglich, eine Schmerztablette einzunehmen. Doch sie beseitigt nicht die Ursache; diese muss auf jeden Fall erforscht und behandelt werden.

Was passiert beim Dehnen?

Dehnen und Stretching sind in aller Munde, seitdem sich auch der Gesundheitssport mit einem strukturierten Aufbau von sportlichen Aktivitäten beschäftigt und die Orthopäden Muskelverkürzungen als Quelle für chronische Schäden entdeckt haben. Grundsätzlich sind Dehnen und Stretching zu unterscheiden. Stretching bedeutet, dass der Übende für mindestens 25 Sekunden eine „überstreckte", also grenzwertige Gelenkstellung einnimmt, um die Beweglichkeit des Gelenks zu verbessern. Ob dies durch ein solches Manöver wirklich gelingt, daran bestehen nach neuen wissenschaftlichen Untersuchungen ernste Zweifel. Die Wirkung des Stretchings ist demnach umstritten und für den Gesundheitssport nicht sinnvoll.

Dehnen tut gut und schafft Wohlgefühl

Anders das Dehnen von Muskeln, die nach längerer und einseitiger Belastung überfordert sind und beginnen sich zu verhärten. Diese sollten wir durchaus und nicht nur nach sportlicher Betätigung, 10–15 Sekunden dehnen, um sie wieder funktionstüchtig zu machen. Dehnen tut nicht nur den Muskeln gut, sondern hinterlässt immer auch ein Wohlgefühl, das ansteckt. Ein gutes Beispiel für die Natürlichkeit von Dehn- und Streckübungen liefert uns unsere Hauskatze. Nach erfolgreicher Jagd streckt sie alle angespannten Muskeln und „macht sich lang", dann sucht sie sich ein wohliges Plätzchen zum Ausruhen.

Profi-Tipp

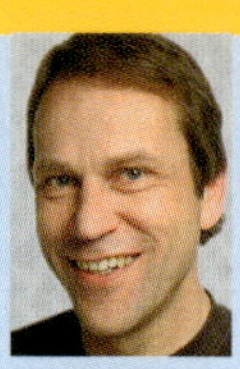

Viel Dehnen hilft viel
Dies stimmt in der Tat. Und belastete Muskelgruppen können Sie überall dehnen: im Büro genauso wie im Haushalt. Beim Sport gilt aber: nicht vorher dehnen, sondern hinterher. Vor dem Sport soll die Gelenkführung eher gestrafft werden, nach dem Sport können Sie die eingeleitete Entspannung durch Dehnen vertiefen.

Dehnen bewirkt oft kleine Wunder

Wenn wir bei starker körperlicher Aktivität die aktiven Muskelgruppen zunehmend belasten, vermindert sich die Blutversorgung, der Muskel „übersäuert" und beginnt zu erschöpfen. Die Muskelfasern verkürzen und verhärten sich. Schmerzattacken sind dann nur noch eine Frage der Zeit. Dies betrifft vor allem die „Haltemuskulatur", die unsere aufrechte Haltung im Stehen, aber auch im Sitzen bewirkt. Bei fast jedem, der am Schreibtisch arbeitet, lassen sich zwischen und oberhalb der Schulterblätter solche Verhärtungen ertasten. Ebenso im Bereich der LWS, wenn beim Sitzen die Rückenstrecker verzweifelt versuchen, das Wegkippen in den Rundrücken zu verhindern. Um die Durchblutung zu verbessern und die drohende Erschöpfung abzuwenden, kurz aufstehen und 10 Sekunden dehnen.

Generation revidieren müssen. Allzu gern ließ ich mich von Kerstin in die Prinzipien des Dehnens einweisen.

Endlich – der richtige Augenblick

Kerstin vermittelte mir durch ihre verschmitzte Art, dass sie schon lange auf diesen Moment gewartet hatte. „Manchmal", so ein Kommentar zwischendurch, als sie ihr Übungsprogramm durch Massageeinlagen unterbrach, „muss man auf den richtigen Augenblick warten, damit sich entscheidende Dinge verändern." Auch wenn ihre Worte entlarvend und für mich peinlich waren, empfand ich das erste Mal eine starke Sympathie für sie, die den Wunsch nach einem näheren Kennenlernen einschloss. Anscheinend zogen mich Frauen an, die durchblicken? Mein neuer Single-Zustand zwang mich, mich mit der weiblichen Psyche zu beschäftigen. Beim Lesen aktueller Bücher fiel mir auf, dass sich das Frauenbild in den letzten 20 Jahren sehr geändert hatte. Ich hatte noch „gelernt", dass nur der Mann in der Lage sei, mehrere Gedanken gleichzeitig zu verfolgen. Heute hieß es, der entscheidende Unterschied in der Denkweise zwischen Frau und Mann bestehe darin, dass die Frau mit einem Weitwinkelobjektiv vor den Augen durch die Welt läuft, während der Mann eher ein Teleobjektiv trägt. Die Frau erkannte neben dem eigentlichen Ziel auf ihrem Weg ständig neue, interessante Objekte. Der Mann hingegen hatte nur ein Ziel vor Augen, von dem er erst bei Erreichen ließ. Beim Einkaufen stimmte diese Vorstellung durchaus. Wenn ich eine neue Hose für mich kaufte, ging ich zielstrebig in das Geschäft, in dem ich auch letztes Mal erfolgreich war, probierte eine Hose in meiner Größe an und war maximal zehn Minuten später wieder draußen. Sabine folgte einer anderen Strategie, die anstrengender und teurer war. Was sie nicht alles noch so nebenbei fand, erstaunte mich noch in der Erinnerung! In der Behandlung meiner angeschlagenen Gesundheit bewirkte dieses weibliche Kalkül ein erfolgreiches Überwinden meiner anfänglichen Ablehnung. Kerstin konnte geduldig abwarten und erst andere Behandlungsmethoden einfließen lassen, bis ich aufnahmefähig war für die entscheidenden Schritte. Ein kleiner Knuff in die Seite holte mich zurück aus meinen Gedanken. Unmissverständlich machte mir Kerstin klar, dass die Stunde vorbei war. Sie zeichnete mir noch rasch die gelernten Dehnübungen auf, damit ich sie immer präsent hatte, wenn sich meine Muskeln wieder zusammenzogen. Auch verwies sie mich eindringlich an meinen Trainer, von dem ich ihr natürlich erzählt hatte – ohne zu wissen, ob dieser hilfsbereite Mensch überhaupt noch Lust hatte, sich mit mir abzugeben. „Ausdauer und Kraft mit dem ‚Heim'-Trainer, Lockern und Dehnen bei mir. So könnte es was werden." Mit dem Hinweis auf ihr wartendes Kind verabschiedete sie mich dann rasch.

Die wichtigsten Dehnübungen

Dehnen der Brustmuskulatur

Stellen Sie sich aufrecht neben einen Wandvorsprung, in eine Türöffnung oder ans Schrankende. Legen Sie den rechten Unterarm auf Schulterhöhe gegen den Vorsprung oder die Wand und drehen Sie Ihren Oberkörper langsam zur Gegenseite. Halten Sie die Stellung 10 Sekunden, wenn Sie ein Spannungsgefühl in der Brustmuskulatur spüren. Danach wechseln Sie die Seite. Um die gebeugte Alltagshaltung zu korrigieren, ist ein Dehnen der sich leicht verkürzenden Brustmuskulatur erforderlich. Sie gehen dann nicht nur aufrechter, sondern schützen auch Ihre Schultergelenke.

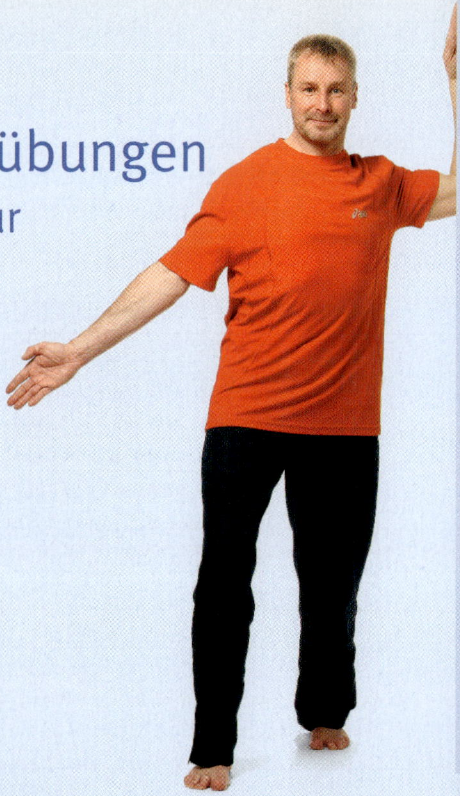

Dehnen der Gesäßmuskulatur

Eine der schmerzhaftesten Erscheinungen nach langem Sitzen ist die Verspannung der inneren Gesäßmuskeln. Diese wieder zu lockern, beugt vielen Beschwerden im Beckenbereich vor. Legen Sie dazu den Fuß auf den Oberschenkel des anderen Beines, sodass der Unterschenkel waagerecht liegt und das Knie vom Körper weg zur Seite zeigt. Halten Sie das Knie mit der Hand von oben in dieser Position und heben Sie nun die Hacke des anderen Fußes ab. Achten Sie unbedingt darauf, dass Ihre Wirbelsäule gestreckt ist. Wenn Sie es richtig machen, spüren Sie einen leichten Zug in der Gesäßhälfte des oben liegenden Beines. Halten Sie die Dehnung bis zu 15 Sekunden.

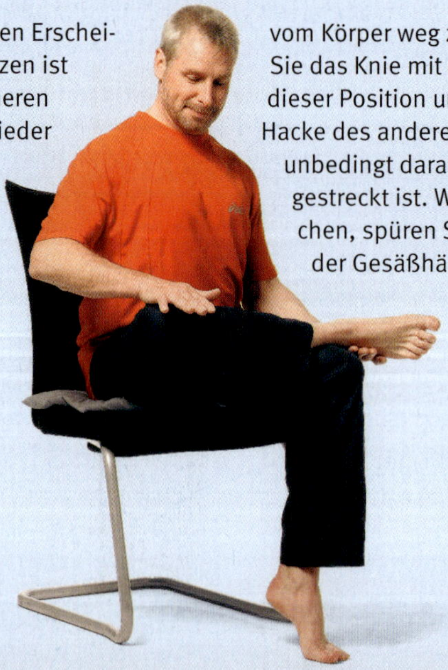

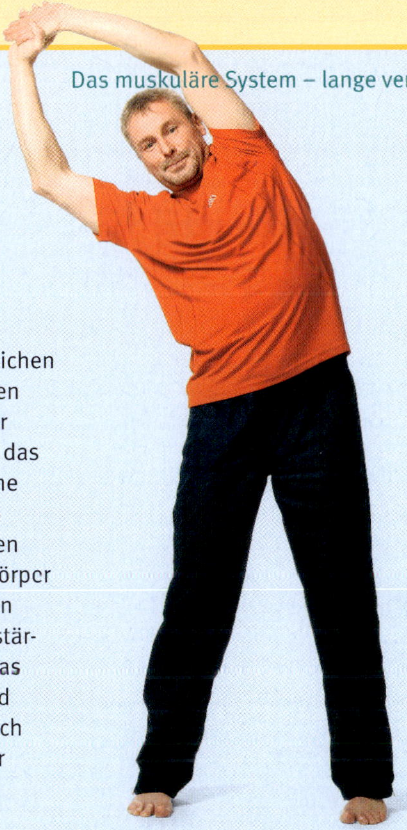

Baum im Wind

Mit dieser Übung dehnen Sie den seitlichen Rumpf. Stellen Sie sich mit gegrätschten Beinen hin. Die Arme strecken Sie über dem Kopf aus, die linke Hand umfasst das rechte Handgelenk. Ziehen Sie die Arme nach links und neigen den Rumpf seitlich, bis eine Spannung in der seitlichen Rumpfmuskulatur entsteht. Der Oberkörper darf dabei nicht nach vorne oder hinten kippen. Sie können die Spannung verstärken, indem Sie das rechte Bein über das linke Bein kreuzen. Atmen Sie während der Dehnung 3–4 Mal tief durch. Danach wechseln Sie die Seite. 2 Mal auf jeder Seite wiederholen.

Dehnen von Schulter und Brustkorb

Sie stehen hinter einem Stuhl. Wählen Sie den Abstand zwischen Stuhl und Füßen so, dass Ihr Rücken bei vorgeneigtem Oberkörper mit den Armen eine gerade Linie bildet und Ihre Hände locker auf der Stuhllehne liegen.
Ihr Blick ist nach unten gerichtet, die Knie sind leicht gebeugt. Sie spüren nun eine Dehnung im Oberkörper und Brustbereich. Dann ziehen Sie bewusst das Kinn in Richtung Brustbein, sodass sich der Nacken streckt. Halten Sie die Position 10 Sekunden lang. Dies ist ideal, um die am PC einseitig belastete Wirbelsäule zwischendurch mal auszuhängen.

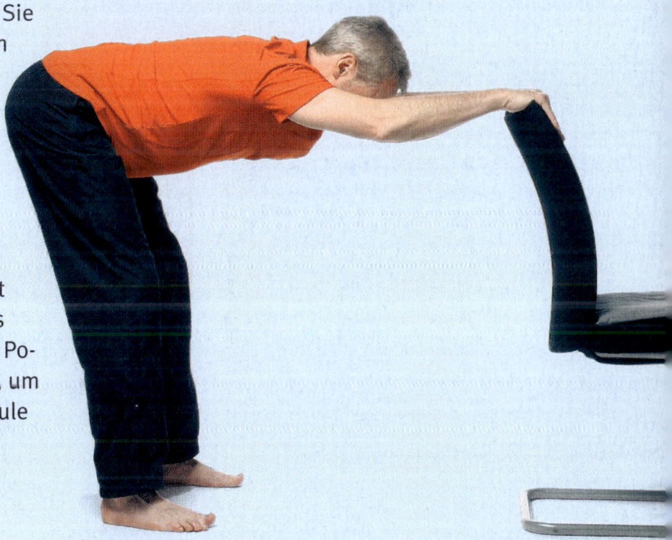

Wiederaufstieg mit System

Nun hatte mich der Ehrgeiz gepackt. Wie ein Schuljunge, der nach einem Streich mit Folgen alles so rasch wie möglich wieder gutmachen wollte, rief ich sofort Frank an, als ich aus Kerstins Praxis kam, um mich mit ihm zu treffen. Zum Glück hatte er noch am selben Abend Zeit, mir und meinem Training eine Stunde zu widmen. Ich empfand es als sehr angenehm, von ihm ohne jegliche Schadenfreude begrüßt zu werden. Frank sprach es zwar nicht aus, aber er tat so, als hätte auch er meinen Schmerzrückfall erwartet.

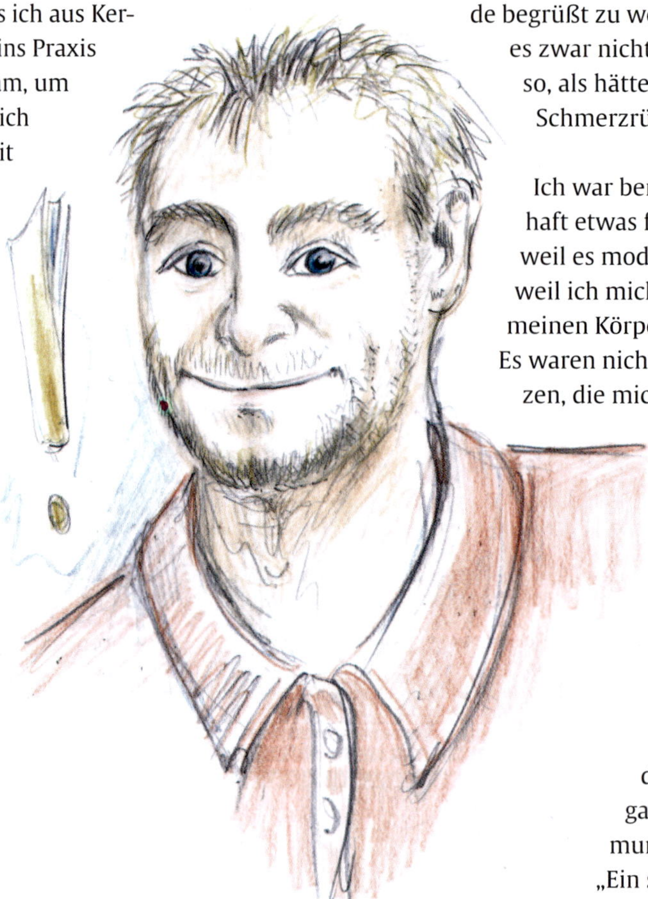

Ich war bereit, wirklich dauerhaft etwas für mich zu tun. Nicht weil es modern war, sondern weil ich mich auch in Zukunft auf meinen Körper verlassen wollte. Es waren nicht so sehr die Schmerzen, die mich gepeinigt hatten, sondern vor allem die peinlichen Situationen, in die mich meine Schwäche gebracht hatte. Ganz offensichtlich hing meine Selbstsicherheit von der Kraft ab, die mein Rücken mir gab. Wie der Volksmund schon sagte: „Ein schwacher Rücken krümmt sich.“ Wer gebeugt durchs Leben ging, wirkte nicht sehr erfolgreich. Und wer nicht erfolgreich wirkte, war auch nicht erfolgreich. So einfach war das! Eigentlich sollten Fitnessprogramme als Werbekosten unter Betriebsausgaben zu verbuchen sein.

Vielleicht ging es dann mit Deutschland wieder aufwärts? Nach wie vor wollte ich zwar keine Sportskanone werden. Aber ich hatte aus meinen Erlebnissen gelernt und war bereit, mich auf ein Minimalprogramm einzulassen.

Hopp oder top?

Frank nahm seine Aufgabe ernst. Er fand in mir nun einen dankbaren Schüler, der geläutert durch seine Handicaps den Ehrgeiz mitbrachte, es richtig zu machen. So zeigte er mir zu beiden Elementen des Gesundheitstrainings, Kraft und Ausdauer, noch einige Alternativen, die mich fit und gesund hielten und die auch keine Langeweile aufkommen ließen.

„Fantasie ist gefragt, nicht sture Planerfüllung, wenn du deinen Körper mit minimalem Aufwand fit halten willst", dozierte er in seiner eigenen Art. „Welche Übungen du konkret machst, ist nebensächlich, so lange du die wichtigsten Muskelgruppen dabei berücksichtigst, die du im Alltag auch brauchst. Wir Deutschen müssen immer erst einen Plan ausarbeiten, bevor wir loslegen. Und aus Angst vor Fehlern machen wir eher gar nichts. Das ist dann der größte Fehler. Glaub mir, mit fünf ausgewählten Kraftübungen pro Tag und zehn Minuten Ausdauertraining in Gelassenheit wirst du in Zukunft wieder entspannt Bahn fahren und dich auf deine nächste Tagung richtig freuen können."

Ich hatte kapiert

Körperliche Fitness hieß für mich nicht mehr: „sich quälen und schinden", sondern war das Ergebnis eines intelligenten und optimierten Umgangs mit dem Körper in einer Zeit voller Bewegungsarmut. Vor allem hatte ich kapiert, dass

Profi-Tipp

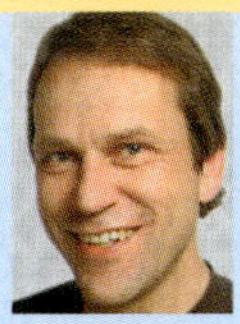

15 Minuten Zeit hat jeder

Schaffen Sie sich die kleinen Freiräume, die für Ihr Couch-Potato-Programm nötig sind. Am einfachsten ist es morgens, bevor die Anforderungen des Alltags auf Sie hereinprasseln. 15 Minuten Aktivität bringen auch Couch Potatoes nicht aus der Gemütlichkeit. Aber es lohnt sich, denn hinterher haben Sie mehr Schwung für die wichtigen Dinge des Lebens. Glauben Sie mir!

Die Kombination schafft den Erfolg

Einmal am Tag 15 Minuten Ausdauer und Kraft schützen vor Zivilisationserkrankungen. Auf diese Formel scheint sich nach dem jetzigen Stand der Wissenschaft die Empfehlung für ein gesundheitsorientiertes Minimalprogramm zuzuspitzen.

Ausdauertraining hilft:

- mit einer verbesserten Atmung die Sauerstoffaufnahme zu optimieren
- durch ein anpassungsfähigeres Herz-Kreislauf-System die Sauerstoffverteilung gerade in den belasteten Regionen des Körpers zu gewährleisten
- das Herz vor Bluthochdruck zu schützen
- die Sauerstoffaufnahme des Gewebes zu steigern
- längere Leistungsfähigkeit zu erzielen
- mentale Fitness wie Konzentrations und Gedächtnisleistungen zu unterstützen
- Übergewicht zu verhindern

Krafttraining hilft:

- dem Körper auch in ungünstigen Positionen wie beim Sitzen die nötige Spannung zu geben
- den Rücken trotz viel Sitzens optimal zu stabilisieren
- die belastete Muskulatur zu stärken
- Ermüdungsprozessen vorzubeugen
- Verspannungen abzubauen
- durch die optimale Haltung der Wirbelsäule Verschleißprozesse zu vermeiden
- Reserven zu schaffen für ungewöhnliche Situationen

Minimalpensum für Couch Potatoes

Insgesamt führt die Kombination von Ausdauer- und Krafttraining dazu, dass Sie aufrecht und sicher den Herausforderungen des Alltags begegnen können. Dafür reichen 15 Minuten täglich. Diese Aktivitäten lassen sich mühelos in jeden Tagesablauf einbauen. Sie umfassen: 5 Kraftübungen möglichst zu Beginn des Tages, 10 Minuten Ausdauertraining wie Radfahren, Walking, Joggen, Inlineskaten, Treppensteigen (zu jeder Tageszeit) und 5 Dehnübungen.

Aktiv bleiben

Bei Lust auf mehr Bewegung können Sie alle Aktivitäten – gern und ohne Schaden – ausdehnen, doch als Minimum bleiben 15 Minuten. Mit diesem Aufwand lässt sich ein abwechslungsreiches und spannendes Programm draußen in der Natur oder mit Musikuntermalung zu Hause erleben. Doch sollte kein Zweifel an der Notwendigkeit mehr bestehen. Wenn wir die Macht der Gewohnheit, das wirkungsvollste Mittel gegen den inneren Schweinehund, nutzen wollen, müssen wir uns von ständigen Entscheidungszwängen befreien. Wer jedes Mal vor der geplanten Aktivität überlegt, ob er sie ausübt oder nicht wird scheitern. Die Macht der Gewohnheit entsteht, wenn es kein Entweder-oder mehr gibt. Erst dann starten Sie nicht nur einmal als Sieger in den Tag, sondern täglich, alltäglich.

Profi-Tipp

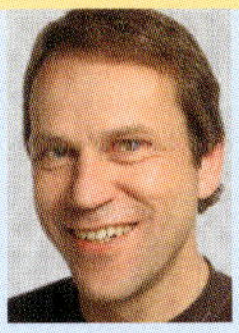

Auch Couch Potatoes brauchen ein Zeitmanagement

Das Ziel heißt nicht: mehr arbeiten, sondern bewusster leben. Wählen Sie Ihre Fernsehsendungen gezielt aus, das schafft mehr Unterhaltungs- und Entspannungswert als eine Berieselungsanlage mit Fernsteuerung. Und als Spielregel gilt: In den Werbepausen nicht zappen, sondern aufstehen und Ihre Übung absolvieren. Das verringert die Einschlafquote auf der Couch enorm.

körperliche Fitness nicht das Gegenteil von Gemütlichkeit bedeutete. Ich durfte mich weiterhin nach acht Stunden Arbeit im Büro vor dem Fernseher aalen und räkeln. Dennoch durfte ich mich weiterhin bester Gesundheit erfreuen, wenn ich die Zeit zwischen Feierabend und Abendessen oder in den Werbepausen für ein wenig Aktivität nutzen würde. Und endlich konnte ich auch etwas gegen die langweiligen Spielverläufe tun. Wenn ich beispielsweise der deutschen Nationalmannschaft zuschaute, konnte es schon mal langatmig werden. Aber den Fernseher abschalten ging auch nicht. Schließlich konnten die Spieler ja noch aufwachen und ein Spiel drehen. Dann hätte ich was verpassen und am nächsten Tag nicht mitreden können. Außerdem wollte ich nicht auf die Zeitung mit den vier Buchstaben angewiesen sein, um mir meine Meinung zu bilden. Also begann ich nun, wenn sich die Aktionen auf dem Spielfeld reduzierten, mit meinem eigenen Aktionsprogramm. Dann machte ich mal eine kleine Dehnübung oder holte meine Hanteln aus dem Schlafzimmer. Mir war inzwischen schon selber aufgefallen, dass seither mein Ärger über ein verpatztes Spiel deutlich geringer ausfiel. Eine neue Form des Distanzsports?.

Auf der richtigen Spur

Ich empfand es auch keineswegs mehr als schlimm, wenn ich bei den Übertragungen der Fußballspiele nicht jeden Kommentar des Sportreporters mitbekam. Und ich musste mir auch nicht mehr in jeder Werbepause anhören, wie anregend doch der Genuss von Weißbier sei. Nun war ich auf der richtigen Spur, das spürte ich. Keine Pflichterfüllung, sondern Lust auf kurze Aktivitäten. Dann konnte das schlechte Gewissen mich auch beim Faulenzen nicht mehr stören. Und der „innere Schweinehund" lag an der Kette. Das wollte ich haben! Drei, zwei, eins, meins – das Couch-Potato-Programm konnte beginnen!!!

Die wichtigsten Kraftübungen

Es ist nicht schicksalhaft, dass mit zunehmendem Alter die Muskelkraft erlahmt. Es ist eher ein Tribut, das wir an die Bequemlichkeit zahlen. Dass wir bequem sein dürfen und trotzdem fit bleiben können, zeigen die Kraftübungen in den vorherigen Kapiteln, die sich mit wenig Aufwand ausführen lassen. Hier machen wir Ihnen einen Vorschlag für Ihr künftiges tägliches Fitnessprogramm. Es überzeugt:

1) in seiner **Systematik**, weil es mit Wirbelsäule, Bauch, Oberschenkelstrecker und Gesäß die wichtigsten Muskelgruppen gezielt anspricht,
2) in seinem **Zeitaufwand**, weil Sie, Zähneputzen nicht mitgerechnet, mit 5 Minuten täglich auskommen und
3) in seiner **Konsequenz**, weil Sie den altersbedingten Muskelabbau verhindern.

Crunches

Diese Übung ist für die **Bauchmuskeln** wichtig (siehe Kapitel „Wie viel Power ist schlauer"). Sie kommt aber nicht nur Ihrer Figur zugute, sondern schafft auch eine zweite „Muskelsäule" zur Aufrichtung des Oberkörpers und fördert somit Ihre gute Haltung.

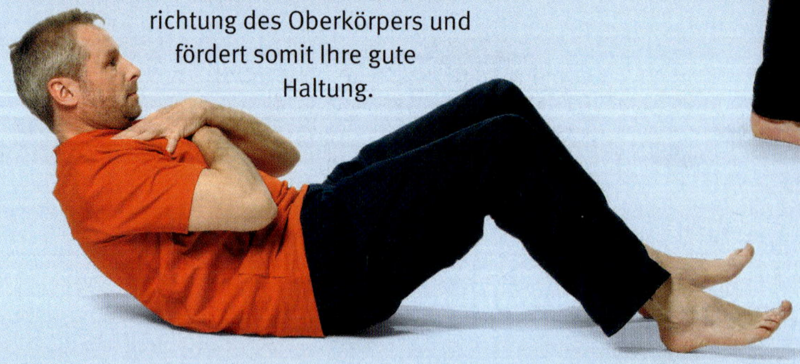

Zahnputzübung

Das Zähneputzen in der Skiabfahrtshocke ist die Königsübung (siehe Kapitel „Gebeugt oder aufrecht durchs Leben"). Sie kostet keine zusätzliche Zeit, stabilisiert aber in idealer Weise **Rücken** und **Knie** und gleichzeitig studieren Sie die richtigen Bewegungsmuster ein.

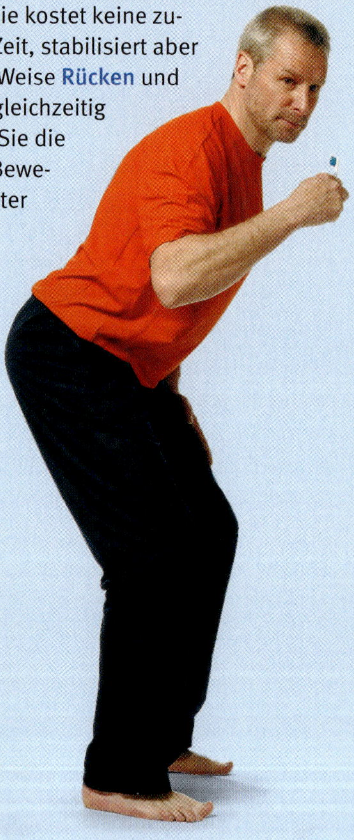

A-U-T-O

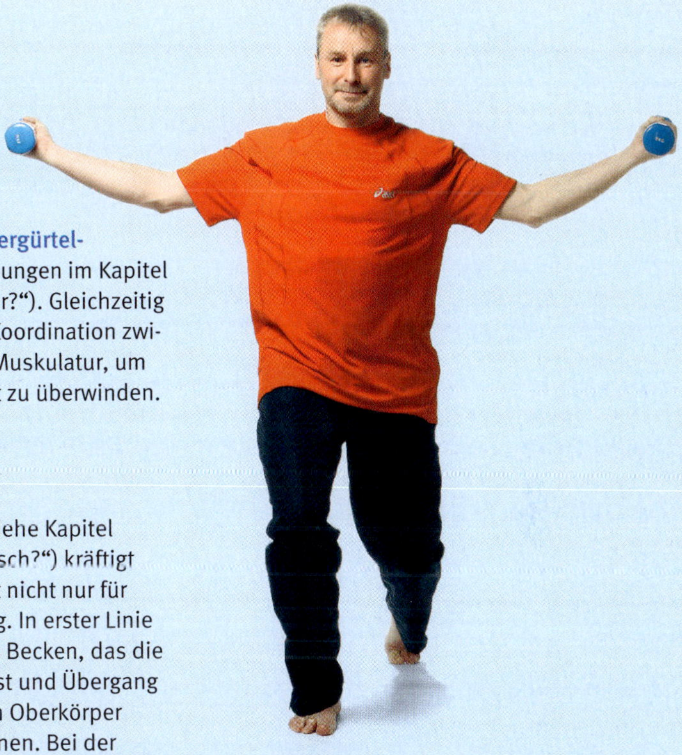

Diese Übungen sind eine Kombination, mit der Sie vor allem die so häufig verspannten **Schultergürtelmuskeln** stärken (siehe Übungen im Kapitel „Wie viel Power ist schlauer?“). Gleichzeitig erfordern sie eine Menge Koordination zwischen Nervensystem und Muskulatur, um die Tücken der Schwerkraft zu überwinden.

Bridging-Variation

Das klassische Bridging (siehe Kapitel „Was ist richtig, was ist falsch?“) kräftigt die Gesäßmuskeln. Das ist nicht nur für einen knackigen Po wichtig. In erster Linie stabilisieren Sie damit das Becken, das die Basis für die Wirbelsäule ist und Übergang zwischen dem einachsigen Oberkörper und den zweiachsigen Beinen. Bei der abgebildeten Variation wird das klassische Bridging etwas erschwert, indem Sie beim Anheben des Gesäßes ein Bein in die Luft strecken. Nun muss eine Gesäßhälfte das gesamte Becken stabilisieren. Dabei werden Sie schnell feststellen, ob eine Gesäßhälfte eventuell schwächer ist als die andere. Machen Sie 10 Wiederholungen auf jeder Seite. Das geht schon morgens im Bett.

Diese vier Übungen, die sich mit minimalem Aufwand absolvieren lassen, reichen, damit Sie auf Dauer stark bleiben oder vielleicht noch ein bisschen stärker werden. Es lohnt sich!

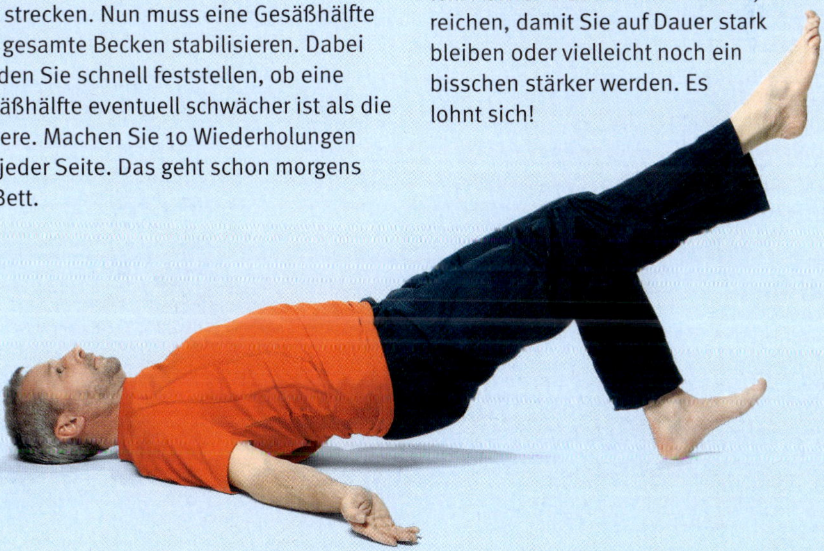

Selbstvertrauen schafft Zutrauen

Nein, nicht Euphorie war das bestimmende Gefühl nach der Trainingsstunde mit Frank, sondern die Ahnung, endlich etwas vom Leben begriffen zu haben! Die ersten Versuche, meinen Körper zu trimmen, mussten scheitern, weil ich Franks Ratschlägen aus Pflichterfüllung folgte. Ich wollte ihm gefallen, ich wollte mir gefallen. Ich wollte mich von dem Makel der Langweiligkeit befreien. Das konnte nicht gut gehen. Auch der Vertragsabschluss übte einen Zwang auf mich aus, an dem ich scheitern musste. Jetzt hatte ich das erste Mal die Gewissheit, mich als Sieger fühlen zu können und das mit minimalem Aufwand. Man konnte sich natürlich fragen, ob ein selbstbewusster Mensch dieses Siegergefühl brauchte. Wenn die Übungen zur Erhaltung der eigenen Fitness absolviert wurden, war es doch gut. Warum diese „Gefühlsduselei“? Ich konnte nun nur sagen, es schadete auch nicht. Warum durfte so ein trockener Typ wie ich nicht auch Gefühl empfinden? Wir befanden uns doch in einer emotionalen Gesellschaft.

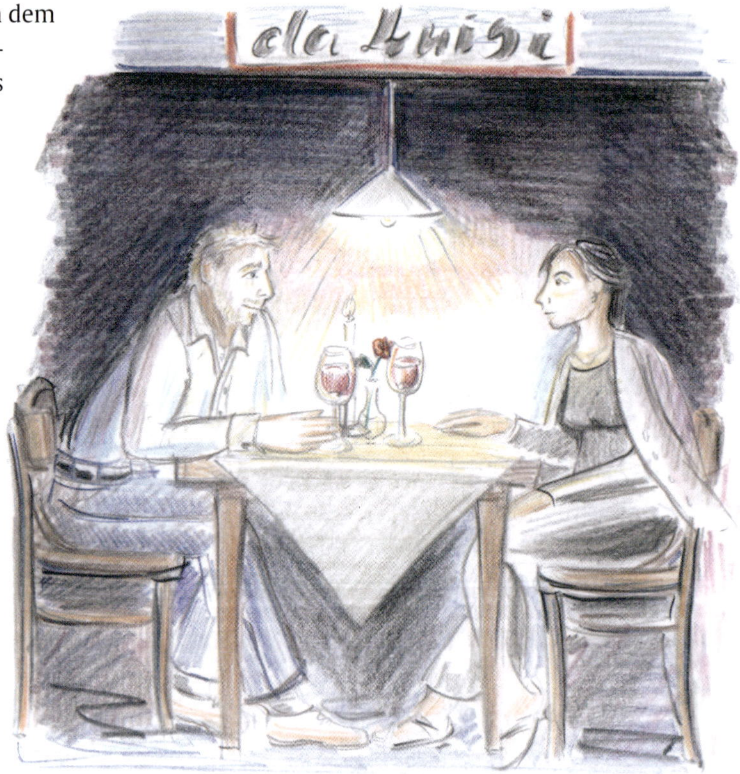

Auf Erfolgskurs

Als ich am nächsten Morgen – natürlich war ich früh morgens eine Runde im Stadtpark gejoggt – das Büro betrat, hatte ich wohl beschwingt ein Lied geträllert. Petra, die beste Sekretärin der Welt, schaute mich erstaunt an: „Herr Fröhlich, Sie sind ja so fröh...“ Ihre Stimme stockte, weil sie sich daran erinnerte, dass ich diese Wortwitze mit meinem Familiennamen hasste. Aber heute antwortete ich lächelnd: „Ja, fröhlich, sagen Sie es nur.“ Das machte Eindruck. Mein verändertes Verhalten musste sie so irritiert haben, dass ich die erste Tasse Kaffee mit Fußbad bekam, was sonst nicht ihre Art war.

Kurz darauf rief der Personalchef der Nordmann-Maschinen-Fabrik an, ein schon lange von mir umworbener Kunde. Er berichtete mir, dass er mein Betriebsrentenmodell auf der letzten Betriebsversammlung vorgestellt hatte und zwei Drittel der Belegschaft einen Abschluss wünschten. Wow, ein fetter Auftrag! Woran erkannte man Siegertypen? An ihrer Kraft? Ich wusste es nicht.

Nicht überall lief's rund

Am Abend hatte ich wieder einen Termin zur Massage bei Kerstin. Sie wunderte sich über die heute so lockeren Rückenmuskeln. Mit Stolz berichtete ich ihr von meinem Training. Doch fiel mir rasch auf, dass die sonst immer so muntere und fröhliche Physiotherapeutin an diesem Tag ziemlich betrübt wirkte. Ich sprach sie an und erfuhr, dass sie heute ihren ersten Steuerbescheid als Selbstständige erhalten hatte und nun eine satte Nachzahlung aufbringen musste. Da sie seit einem Jahr allein erziehende Mutter eines 9-jährigen Mädchens war, wusste sie im Moment nicht, wie sie das Geld zusammenbekommen sollte. Das tat mir Leid. Diese junge Frau, die ich die ganze schwierige Phase meiner aktuellen Entwicklung hindurch stets ausgeglichen und gelassen erlebt hatte, drückten nun selbst ernsthafte Probleme.

Profi-Tipp

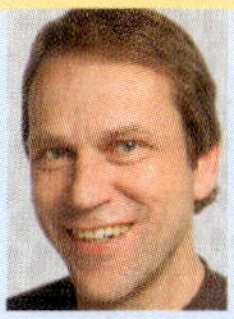

Lachen steckt an

Es gibt wohl keine „Bewegung“, die so perfekt zum Mitmachen animiert wie Lachen. Manche Unterhaltungskünstler stellen sich nur auf die Bühne, lachen einmal und schon haben sie das Publikum hinter sich. Das können Sie auch. Wer morgens lächelnd ins Büro tritt, hat seine Kollegen schon gewonnen. Morgenmuffel haben es da schwerer. Lächeln Sie einfach mal in den Spiegel, bevor Sie die Wohnung verlasen. Es hilft und erinnert Sie daran, Ihren Mitmenschen fröhlicher entgegenzutreten.

Joggen

Joggen eignet sich hervorragend als Ausdauertraining. Doch manchem Einsteiger unterlaufen dabei die meisten Fehler. Deswegen sollten Neusportler mit dem Joggen nicht allein beginnen. 63 % der Menschen, die ohne fremde Hilfe anfangen zu laufen, geben nach dem ersten Mal wieder auf. Entweder sie starten zu schnell und geben dem Kreislauf-System keine Zeit, sich an den vermehrten Sauerstoffbedarf in der Muskulatur anzupassen, oder sie bekommen Gelenkbeschwerden, weil die Gelenke nicht auf eine höhere Belastung vorbereitet sind.

Der richtige Einstieg

Etwa 3 Minuten lang kann die untrainierte Muskulatur mit der Energie, die sie in ihren Zellen bereithält, einen Lauf durchhalten. Dann muss neue Energie in Form von Blutzucker und Sauerstoff durch vermehrte Durchblutung zugeführt werden, sonst übersäuert der Muskel und wird müde. Sportmediziner können diesen Vorgang nachweisen, indem sie den Salzgehalt der Milchsäure (Laktat) im Blut bestimmen. Wird der Kreislauf aber durch regelmäßiges Training gleich bleibend belastet, gewöhnt er sich daran und stellt den benötigten Sauerstoff schneller bereit. Dies geschieht nach etwa 4–6 Wochen bei 10 Minuten Joggen täglich oder 20 Minuten alle 2 Tage. Mit dieser maßvollen Belastung bei ausreichender Sauerstoffversorgung, also ohne in Atemnot zu kommen, kann man sich wirkungsvoll vor Bluthochdruck schützen und sein Herzinfarktrisiko erheblich reduzieren.

Pfunde schmelzen lassen

Wollen Sie Joggen als Waffe gegen Übergewicht einsetzen, sind längere Laufzeiten erforderlich. Außerdem ist das Essverhalten umzustellen. Sport alleine ohne Einschränkung der Kalorienzufuhr lässt die Fettdepots nur unzureichend schmelzen. Um 1 Kilogramm Fett durch Joggen abzubauen, müssen Sie etwa 9 Stunden laufen. Andererseits ist Ausdauersport auch ein wirksamer Appetitzügler, sodass sich durch Joggen fast automatisch die Kalorienzufuhr auf ein gesundes Maß begrenzt.

Profi-Tipp

Die Knie aufs Laufen vorbereiten

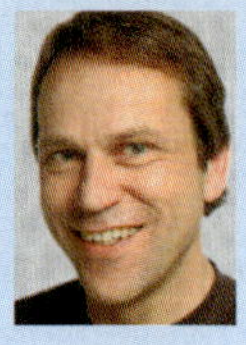

Viele Laufanfänger geben wieder auf, weil sie Knieprobleme bekommen. Geht es Ihnen auch so? Das heißt aber nicht unbedingt, dass Sie für diesen Sport ungeeignet sind – sondern vielmehr, dass beim Laufen ein sehr viel höherer Druck Ihre Kniegelenke belastet. Sind Ihre Knie darauf nicht vorbereitet, beginnen sie zu schmerzen. Ein gezieltes Training der stabilisierenden Oberschenkelstrecker (wie die Zahnputzübung) kann Ihnen helfen. Bei regelmäßiger Wiederholung erzielen Sie damit rasch Erfolge.

AUS DER PRAXIS

Was macht Siegertypen aus?

Sie kennen genügend Situationen aus Ihrem Alltag. Warum ist das eine Restaurant brechend voll, während die Komnkurrenz direkt daneben gähnende Leere zeigt. Warum bekommt der Nachbar einen Bankkredit, Sie selbst aber nicht? Warum wird der Kollege befördert oder erhält die bessere Arbeit? Immer wieder begegnet uns dieses Phänomen, ohne dass sachliche Gründe uns Erklärungen liefern. Meist sind es tatsächlich Äußerlichkeiten, die die Entscheidungen bahnen. Meist sind es eine bessere Haltung (aufrechte Wirbelsäule!), ein freundliches Lächeln zum richtigen Zeitpunkt, der Augenkontakt, der Entschlusskraft signalisiert, und der Brustton der Überzeugung, der dem Gegenüber bedeutet: „Ich werde gewinnen." Es ist nicht leicht, diese Kriterien zu erfüllen, gerade wenn Sie sehr gewissenhaft sind und lieber durch Argumente überzeugen wollen. Aber „Lächeln" und „aufrechte Haltung" können Sie üben, ohne sich zu verbiegen? Dann gewinnen auch Sie!

Ein vertrauenswürdiges Angebot

Bei Frau Dr. Steiner hatte ich nicht hinter die Fassade blicken können, aber bei Kerstin war ich mir sicher gewesen, dass sie ihr Leben glücklich und zufrieden im Griff hatte. Ich war ihr letzter Patient. Spontan lud ich sie zum Essen ein. Erst regten sich Widerstände in ihr. Doch dann erschien ihr mein Angebot vertrauenswürdig und Hilfe versprechend. Gleich um die Ecke war ein hervorragender „Italiener", den ich während der letzten Monate öfters allein aufgesucht hatte. Als Luigi mich in Begleitung einer jungen Dame sah, strahlten seine Augen und ohne weitere Worte wies er uns einen Tisch abseits des Trubels zu, der sonst in seinem Lokal herrschte.

Meine Person war gefragt

In der Tat war ich schon lange nicht mehr zusammen mit einer Vertreterin des anderen Geschlechts an einem Tisch gesessen. Und all mein Mitgefühl, das ich für sie und ihre Schwierigkeiten empfand, wandelte sich im Laufe unseres Gesprächs in Zuneigung und den Wunsch, dieser Frau bei ihren Problemen zu helfen. Nicht, dass man mich nun falsch verstand. Im Entferntesten dachte ich in diesem Moment daran, Kerstin zu verführen. Mein Bemühen war es, ihr neuen Mut zu geben.

Ich selbst, vor wenigen Wochen noch am Boden zerstört, erlebte plötzlich, wie

Wissen

Joggen baut Spannungen ab und nimmt den Hunger
Diese Aussage ergibt sich aus der Tätigkeit des Sympathikus (siehe Kapitel „Vegetatives Nervensystem") bei körperlicher Aktivität. Der Sympathikus passt beim Laufen das Kreislaufsystem an den erhöhten Blut- und Sauerstoffbedarf an, fördert die Durchblutung der Muskulatur, minimiert aber gleichzeitig die Verdauung. Eine eventuelle Gewichtsreduktion erfolgt also weniger durch die Aktivität selbst als durch die Begleiteffekte.

meine Person gefragt war, um jemand anderen wieder aufzurichten. Anfangs zaghaft, später aber immer vertrauensseliger erzählte mir Kerstin ausführlich von ihren Schwierigkeiten, Selbstständigkeit und Muttersein im Alltag zu meistern. Zwar hatte sie noch eine Mutter, die ihr nach besten Kräften half, doch das schaffte gleichzeitig auch neues Konfliktpotential. Schließlich konnte eine 70-Jährige in der heutigen Zeit nur noch bedingt den Bedürfnissen eines Fast-Teenagers entgegnen.

Auf Höhenflug

Der Abend wurde lang. Ich musste meine Trainingsstunde bei Frank verschieben. Hoffentlich würde er meine Absage nicht als erneutes Versagen meinerseits interpretieren. Gemeinsam mit Kerstin entwarf ich einen Schlachtplan, wie sie das Finanzamt von einer Ratenzahlung überzeugen konnte. Erst kurz nach Mitternacht – wir waren die letzten Gäste im Lokal und Luigi hatte schon alle Gläser gespült und poliert – brachen wir auf. Ich begleitete sie nach Hause. Zum Abschied ein flüchtiger Kuss auf die Wange, dann war sie im Türeingang verschwunden.

Mein direkter Fußweg nach Hause hätte nur zehn Minuten gedauert, aber ich ging noch eine große Schleife durch den Stadtpark. Es war ein eindrucksvoller sternenklarer Himmel. Nach langer Zeit hatte ich die uneingeschränkte Zuneigung einer Frau erlebt, die sich von mir verstanden und geachtet fühlte. Es war ein erhebendes Gefühl und das als Höhepunkt eines erfolgreichen Tages! Später, ich befand mich schon auf der Zielgeraden in Richtung Wohnung, erinnerte ich mich daran, dass ich mein Ausdauertraining heute nicht absolviert hatte. Also legte ich die letzte Strecke des Weges im Dauerlauf zurück, im Mantel und mit Straßenschuhen.

Wann hatte ich das zuletzt gemacht? Überglücklich schlief ich ein, nicht ohne vorher meine Zähne in der Skiabfahrtshocke zu putzen und im Bett noch schnell zehn Bauchmuskelübungen durchzuziehen. Jawohl, es ging doch!

Entspanntes Joggen

Die natürlichste Art sportlicher Betätigung stellt das Joggen dar – aber laufen Sie nicht gegen die Zeit, sondern mit Wohlgefühl. Und damit's auch wirklich gelingt, hier ein paar Tipps, wie sich typische Anfängerfehler vermeiden lassen.

Laufbeginn

Zunächst geht es darum, dass Sie Ihren Rhythmus finden. Starten Sie nicht von null auf hundert, sondern lassen Sie Ihrem Körper Zeit, seine Blutgefäße (Kapillaren) zu öffnen, vermehrt Blutreserven abzugeben und die Atmung zu vertiefen, sodass die Muskulatur mit ausreichend Sauerstoff versorgt wird. Müssen Sie schon nach kurzer Zeit keuchend atmen, ist Ihr Tempo eindeutig zu hoch.

Kleine Schritte

Machen Sie (ganz) kleine Schritte und rollen Sie Ihre Füße von der Ferse her ab. Wir nennen dies Joggeln. Durch diese Technik minimieren Sie die Beschleunigungskräfte, die auf Ihre Gelenke einwirken, Ihre Fußmuskeln sind aktiv und federn Ihr Gewicht ab und vor allem: Sie vermeiden Überlastungen.

„Steady State"

Achten Sie auf die Signale Ihres Körpers. Fühlen Sie sich wohl und können Sie sich beim Laufen noch unterhalten, dann besteht ein Gleichgewicht zwischen Sauerstoffbedarf und -verbrauch. Sie haben richtig dosiert. Genießen Sie einfach diesen Zustand, erfreuen Sie sich an der Natur und laufen Sie, so lange Sie mögen. Fühlen Sie sich überfordert, drosseln Sie Ihr Tempo. Lassen Sie sich von etwaigen schnellen Laufpartnern nicht beeinflussen.

Glück

Nach einer Weile werden Sie das Gefühl haben, Sie könnten immer so weiterlaufen. Neben dem Gewinn für ein gesundes Herz-Kreislauf-System baut Ihr Körper nun auch Ihre Stresshormone ab. Sie fühlen sich glücklich und frei.

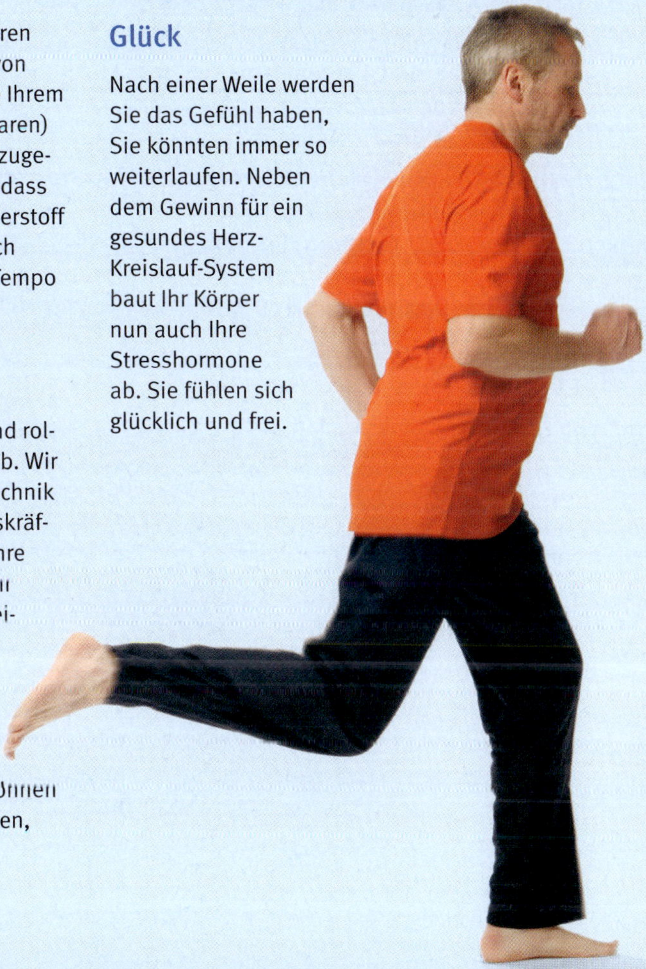

Ungeahnte geistige Potenziale

Am nächsten Morgen war ich schon zeitig vor dem Klingeln des Weckers wach. Ich fühlte mich frisch und ausgeruht, obwohl ich das von Dr. Rehberg verordnete Schlafpensum von acht Stunden nach dem langen Abend mit Kerstin nicht erreicht hatte. An meiner Bettwäsche war zu erkennen, dass ich die Nacht wohl ohne größere Schweißausbrüche überstanden hatte. Langsam kam anscheinend wieder Ruhe in mein Leben und ich genoss es. Ich spürte aber auch, wie neue Lebensgeister sich auf einmal in mir regten. Dennoch – ich war und blieb ein Sportmuffel.

Ich bedauerte weiterhin jeden Schritt, den ich zu viel machte, ich verharrte nach wie vor lieber in der Horizontalen als in stehender Position. Aber die Schritte, die angebracht waren, um meinem Körper die nötigen Impulse zu verschaffen, damit er sich wohl fühlte, die wollte ich ihm zukommen lassen. Leider hatte ich zuerst am eigenen Leib hautnah erfahren müssen, welch negative Auswirkungen zu wenig Bewegung haben konnte: Trägheit, Antriebsarmut, Konzentrationsschwäche und die ersten deutlichen Anzeichen körperlicher Abnutzung. Das Ergebnis: Du bist langweilig.

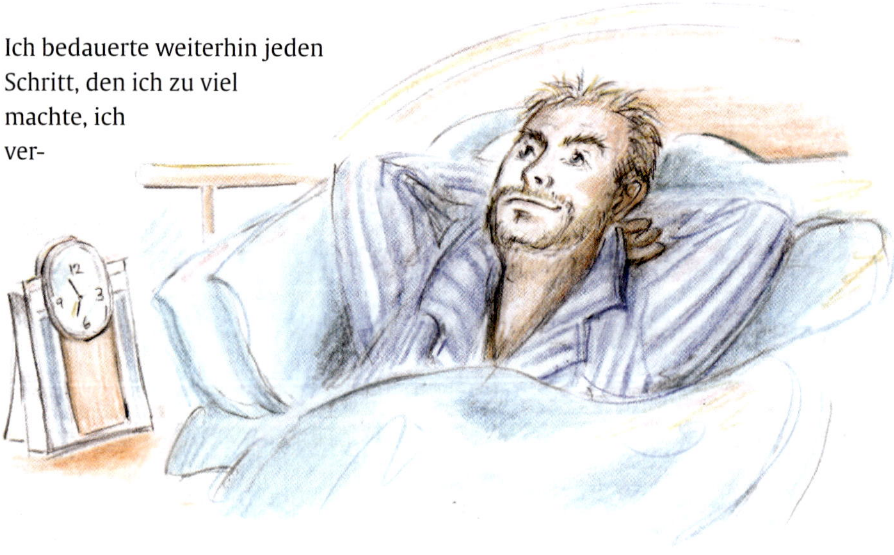

Die grauen Zellen auf Trab bringen

AUS DER PRAXIS

Sicher kennen Sie Situationen, in denen Sie trotz gewaltiger Anstrengung keinen klugen Gedanken mehr fassen können, Ihr Geist hat sich festgefahren. Ob Sie für einen Brief die richtige Formulierung suchen, bei einer Kostenkalkulation keine Idee finden, um den Gewinn zu verbessern, oder vor einer schwerwiegenden Entscheidung stehen. Es ist seit Minuten kein Fortschritt zu erleben – die Gedanken kreisen auf einer stabilen Umlaufbahn. Gehen Sie eine Runde spazieren. Oder besser: Absolvieren Sie ein konkretes Training, wie dieses Buch es anbietet, sodass Sie die Muskelarbeit spüren. Nur so bauen Sie die Stresshormone wirksam ab: Plötzlich klären sich die Gedankenwolken auf und Sie erlangen freie Sicht. Aus dem Stresskorsett befreit kann Ihre Kreativität wieder atmen und Sie mit neuen Ideen füttern.

Auf neuen Wegen

Ich hatte meinen Körper neu entdeckt. Nicht in dieser oberflächlichen Art, wie es mir die Werbung vorspielte. Mir war klar, ich war nicht schöner und nicht jünger geworden, auch wenn mein Bauchumfang sich etwas zurückgebildet und meine Muskeln mehr Spannung hatten. Aber ich fühlte mich jünger und stärker als noch vor wenigen Wochen.

Ich investierte nun fünfzehn Minuten täglich in gezielte Aktivitäten und hatte plötzlich mehr Zeit. Nicht weil ich weniger arbeitete, sondern weil die Zeit nach der Arbeit mir neue Möglichkeiten eröffnete. Klar, liebte ich es nach wie vor, einen Fernsehabend auf dem Sofa zu verbringen. Aber ich hatte auch die Freude entdeckt, abends wieder Freunde zu besuchen, ins Kino zu gehen, ja selbst mal einen Theaterbesuch zu wagen. Neulich unternahm ich mit Michael einen Kneipenbummel. Der Michael, der mir gleich nach der Trennung von Sabine seine Ferienwohnung auf Langeoog angeboten hatte.

Mein Freund Michael in Nöten

Michael war Lehrer an einer Realschule und erlebte gerade den Höhepunkt seiner beruflichen Frustration. Die Schüler bemerkten den Werteverfall des Lehrerberufes in der Gesellschaft und beantworteten ihn mit zunehmender Respektlosigkeit. Gerade in den pubertierenden Klassen wetteiferten die „coolen“ Schüler mit negativen Reaktionen auf Leistungsanforderung. Wie gut, dass unsere Kinder bereits flügge wa-

3-D-Intelligenz

Wenn der Geist ausgepowert ist, werden oft zu Recht die Umstände für die eigene Not beschuldigt. Doch oft ergeben sich auch andere Lösungen. Geist, Körper und Seele bestimmen in gegenseitiger Beeinflussung die Persönlichkeit eines Menschen. Nach dem Prinzip der kommunizierenden Röhren, die 3 Eckpunkte miteinander verbinden, wirkt sich im positiven wie negativen Sinne die Energie des einen Elements auf die anderen beiden aus. Geht es dem Körper schlecht, wird der Geist darunter leiden. Ist die Seele krank, wird auch der Körper schwach. Bewertete man die Kräfte einer Person oder die in unserer Gesellschaft geachteten Fähigkeiten, galt das angeeignete Wissen bisher als vorrangiges Kriterium für die Wertschätzung. Wer Wissen hatte, der hatte Macht. Die **rationale Intelligenz** als Grundlage des Geistes war das Maß aller Dinge. Sie wird als Intelligenzquotient, kurz IQ, formuliert.

Ohne emotionale Fähigkeiten geht's nicht

Inzwischen weiß man, dass dieses Kriterium allein nicht ausreicht. Spätestens seit dem Erscheinen der Bücher von Daniel Goleman oder Gertrud Höhler gibt es einen weiteren Faktor, der den Erfolg menschlichen Handelns beurteilt: die **emotionale Intelligenz**, beschrieben als emotionaler Quotient oder EQ. Soziale Kompetenz und die Fähigkeit, sich in das Denken und Fühlen des anderen hineinzuversetzen, sind ebenso maßgebend wie Wissen allein. Wenn die rationale Intelligenz hoch ist, das Wissen und Denken aber nicht den Mitmenschen vermittelt werden kann, wird der IQ letztlich nichts nützen. Umgekehrt gilt das Zusammenspiel der Kräfte natürlich genauso. Verfüge ich über einen hohen Empathiewert, das heißt, mir gelingt es mit Charme und Verständnis, die Sympathie der Mitmenschen zu wecken, ich kann diesen Vorteil aber nicht mit Wissenskompetenz ergänzen, dann wird mein Interesse bald als hohl und oberflächlich entlarvt. Beide „Intelligenzen“ stehen in unmittelbarem Zusammenhang.

Die Dritte im Bunde: motorische Intelligenz

Es gibt aber noch eine weitere Intelligenz, die die Persönlichkeit erst in ihrer Gänze beschreibt: die **motorische Intelligenz**. Sie stellt die Fähigkeit dar, mit seinem Körper in vernünftiger, sprich intelligenter Weise umzugehen und den Belastungen, denen er ausgesetzt ist, mit ökonomisch günstigem, also effektivem Energieeinsatz zu begegnen. Diese Intelligenz bezeichnen wir als motorischen Quotienten oder MQ. Noch ist der Erkenntnisstand in diesem Bereich gering, doch zeichnen sich die Verkettungen zwischen den beschriebenen Elementen immer deutlicher ab. Fühlt sich der Körper wohl, wird sich auch der Geist besser konzentrieren und das erforderliche Wissen bereitstellen.

So funktioniert's

Erst wenn alle 3 Komponenten in optimaler Weise zusammenwirken, wird ein Mensch sich im Rahmen der ihm gegebenen Möglichkeiten wohl fühlen und seine Kreativität eindrucksvoll entwickeln. Das folgende Beispiel spiegelt die Zusammenarbeit zwischen den 3 Komponenten wider: Sie können sich die 2 Treppen bis zum Büro unter großem Kraftaufwand hinaufquälen und müssen sich danach erst mal einige Minuten von dieser Anstrengung erholen. Der Treppenlauf kann aber auch als Kreislaufanregung funktionieren und Sie nutzen anschließend frisch und konzentriert die Schubkraft für einen schwierigen Brief oder ein kompliziertes Gespräch. Es ist nur eine Frage des Trainingszustandes, also der motorischen Intelligenz.

Nur das optimale Zusammenspiel sichert den Erfolg

Natürlich kann der Mensch das System nicht im Augenblick des Geschehens beeinflussen, aber er kann mit seinen Ressourcen langfristig planen. Wenn der Geist verstanden hat, dass ein Kreislauftraining sich lohnt, um unbeschwerter Treppen steigen zu können, die Seele spürt, dass dieses Erlebnis gut tut, dann wird auch der Körper mit einem geeigneten Training den Erfolg vermitteln – nicht sofort, aber nach wenigen Wochen. Auch die Hirnforschung hat den Beweis geliefert, dass das Hirnzentrum für mathematisches Verständnis direkt mit dem Bewegungszentrum verknüpft ist. Das lässt vermuten, dass mit Anregungen durch Bewegung die mathematischen Fähigkeiten wachsen und umgekehrt.

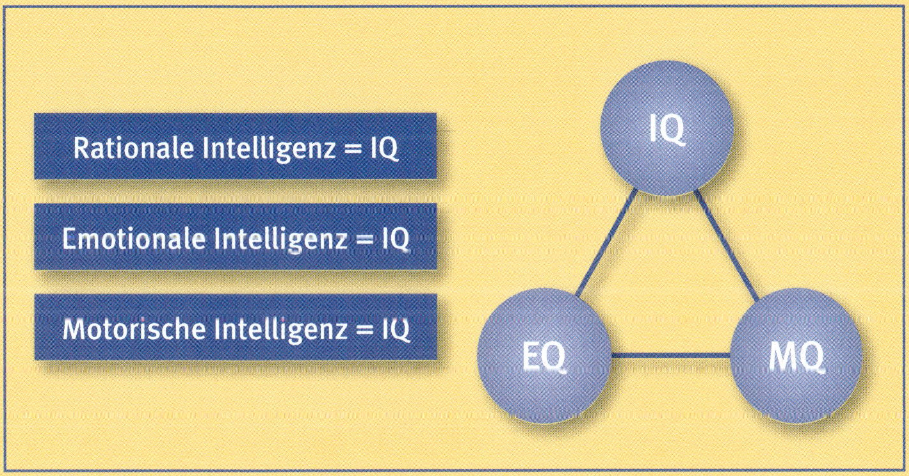

ren! Auch die Kollegen wurden immer zickiger. Anstatt solidarisch zu reagieren, drückten sie meinem schüchternen Freund ständig die schwierigen Klassen aufs Auge. Die Schulleitung fuhr Hektik wegen der erneuten Pisa-Prüfung und hielt eine Konferenz nach der anderen ab. Nach dem Motto „Wieder Spaß am Lernen" sollten die Pauker nun wie Guido Westerwelle die Schüler in ihrer Erlebniswelt abholen und auch noch Turnübungen im Unterricht machen!

Wissen

Vorteile einer besseren Hirndurchblutung

Regelmäßiges Ausdauertraining verbessert nicht nur die Leistungsfähigkeit des Kreislaufsystems. Es fördert auch die Hirndurchblutung und damit unsere Konzentrationsfähigkeit. Das Aggressionspotential senkt sich und die Gedanken erhalten eine weniger einseitige emotionale Einfärbung.

Aber genauso wie bei dem politischen Vorbild reagierten die kleinen Quälgeister auf jede spaßige Einlage von ihm nur mit Gähnen und Ignoranz. Und die Gesellschaft nörgelte nur an den Lehrern herum, weil sie die Pisa-Niederlage nicht verarbeiten konnte. Michael traute sich schon gar nicht mehr, seine Berufsbezeichnung anzugeben.

Ein Kollege hatte ihm geraten, mal zum Amtsarzt zu gehen und sich wegen eines drohenden Burn-outs krankschreiben zu lassen. Als ich ihn von Herzen bedauerte, fiel Michael plötzlich wieder ein, dass er sich ja eigentlich mit mir getroffen hatte, um mir in meiner schwierigen Situation nach der Trennung von Sabine beizustehen.

Den Weltschmerz ersäufen

Da hatten wir aber schon das dritte Guinness hinter uns. Ich erkannte, dass meine eigene Lage gar nicht so bitter war. „Eigentlich fehlen uns Männern in unserem Alter die richtigen Herausforderungen", erkannte ich unser gemeinsames Problem. „Früher sind wir im Zweikampf hinter dem Fußball her gerannt und ließen uns von den Mädels bewundern. Heute haben wir eine Topausbildung, verdienen gutes Geld, erfahren aber keine Anerkennung mehr. Die Frauen werden immer anspruchsvoller, der eigene Körper gerät angesichts zunehmender Unförmigkeit und häufiger Ausfallerscheinungen in verschärfte Kritik." Wir gefielen uns in unserem Weltschmerz.

„Wir könnten doch mal ..." Ich unterbrach meinen Satz abrupt. Ich wollte Michael zum Tennisspielen einladen,

AUS DER PRAXIS

Jeder periphere Reiz zählt

Mit zunehmenden Alter begrenzt man die Erwartungshaltung an die Leistungsfähigkeit des eigenen Körpers. Doch die Möglichkeiten unseres Nervensystems übersteigen all unsere Vorstellungen. Über 50 Milliarden Nervenzellen bilden allein unser Gehirn aus. Und jede Nervenzelle hat die Fähigkeit, zu 250 anderen Nervenzellen Kontakte in Form der so genannten Synapsen zu bilden. Eine ungeheure Informationsflut wird bei ganz normalen Alltagsbelastungen ausgetauscht. Unsere Ferse hat allein 5 000 Nervenendigungen, die beim Aufsetzen der Hacke mitteilen, wie der Boden beschaffen ist. Ist er eben oder schräg, ist er rutschig oder kiesig, fest oder uneben, das „erfahren" die Unterschenkelmuskeln, bevor die Last auf den Fuß gesetzt wird. Ein Beispiel unserer „modernen Verarmung" und Auswirkung der Bewegungsarmut ist, dass wir heutzutage fast nur noch auf Beton, also ebenem, „reizarmem" Boden gehen: kaum Anregungen an unser Nervensystem. Aber die Leistungsfähigkeit des Gehirns lässt sich durch vermehrte Nervenreize aus der Peripherie steigern. Es lohnt sich also, mal wieder barfuß über eine Wiese oder am Strand zu gehen. Reizarmut ist also ganz offensichtlich weniger eine Sache des Alters als der persönlichen Entscheidung.

dachte aber sofort an Norbert und die bisher erfolglosen Versuche, ein Match zu bestreiten. „Wir könnten doch mal ... neue Ziele suchen", beendete ich die für mich peinliche Situation. „Fallschirmspringen, Helikopter-Skifahren oder einfach nur eine Wanderung durch den Harz unternehmen, wie in früheren Zeiten. Ein emotionales Großereignis, das uns wieder neuen Drive gibt." Die Idee kam an und jeder von uns beiden wollte bis zum nächsten Treffen ernsthafte Vorschläge erarbeiten. Wie gut doch ein Austausch unter Männern tat!

Als ich am nächsten Morgen beim Zähneputzen meine Rückenmuskeln spürte, wurde mir klar, dass es mir doch richtig gut ging. Mein Körper funktionierte super, mein Job machte mir wieder richtig Spaß und mein Privatleben entwickelte sich. Da hatte es der arme Michael doch viel schwerer. Vielleicht sollte ich ihm mal Frank ausleihen. Der würde ihn wieder richtig in Schwung bringen. Eine gemeinsame „Aktion" konnte schon beflügeln! Was er aber noch dringender brauchte, war eine Lösung für den Alltag. Schon fühlte ich mich wie ein Missionar in Sachen „frustrierte Altersgenossen".

„Kreuze deine Mitte“

Bei allen Bewegungen, die die Körpermitte kreuzen, müssen die rechte und die linke Hirnhälfte zusammenarbeiten. Somit eignen sich „Kreuzübungen“ hervorragend zur Stimulierung neuer Nervenverbindungen zwischen rechter und linker Hirnhälfte. Werden unterschiedliche Muskelgruppen der rechten und linken Körperseite in die Bewegung mit einbezogen, aktivieren Sie beide Gehirnhälften. Dies stimuliert das Körpergefühl. Der Erfolg der Kooperation verbessert auch die psychische Stabilität. Pädagogen, Ergotherapeuten, Logopäden und Physiotherapeuten nutzen diesen Effekt schon seit langem therapeutisch. Bei dieser Kreuzübung führen Sie immer diagonal einen Ellenbogen und ein hoch gezogenes Knie zusammen. Mit einer Hantel in jeder Hand kräftigen Sie so ganz nebenbei auch noch Ihren Schultergürtel.

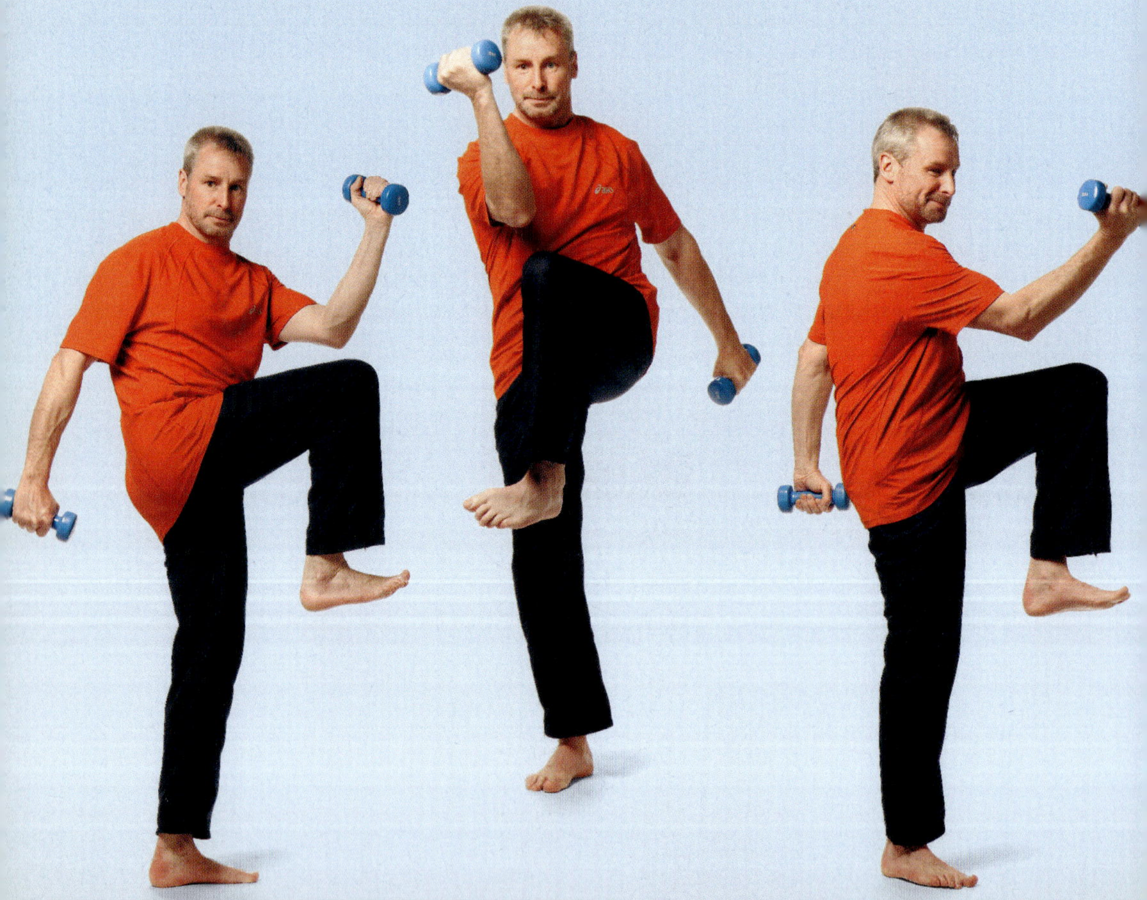

Der Grieche

Die Geschichte vom Griechen im alten Athen, der mithilfe seines Geistes seinen Körper trainierte, zeigt, wie Körper und Geist mit geringem Aufwand wirkungsvoll zusammenarbeiten. Mit dieser Übung aktivieren Sie in wenigen Sekunden fast Ihre gesamte Muskulatur und erhalten Ihre Kraft zurück. Und: Mit diesen 5 Mal 5 Sekunden täglich lässt sich der altersbedingte Muskelabbau verhindern. Ist das nicht lohnenswert?

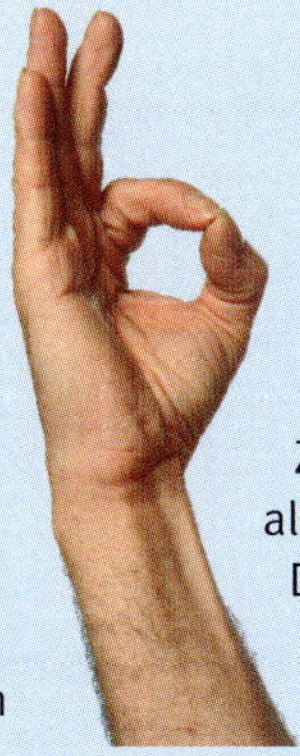

Zuerst die Beuger:
Pressen Sie Zeigefinger und Daumen jeder Hand so aufeinander, dass Sie die Muskelspannung in den Unterarmbeugemuskeln spüren. Verfolgen Sie die Spannung in Ihre Oberarmbeuger und weiter über die Brust- und Bauchmuskulatur bis in die Beine. Beugen Sie die Knie leicht und krallen Sie die Zehen in den Boden. Halten Sie die Ganzkörperbeugespannung 5 Sekunden. Dann entspannen Sie und rollen einmal mit den Schultern. Anschließend nehmen Sie Mittelfinger und Daumen für die 2. Runde. Spüren Sie wieder die Spannung?

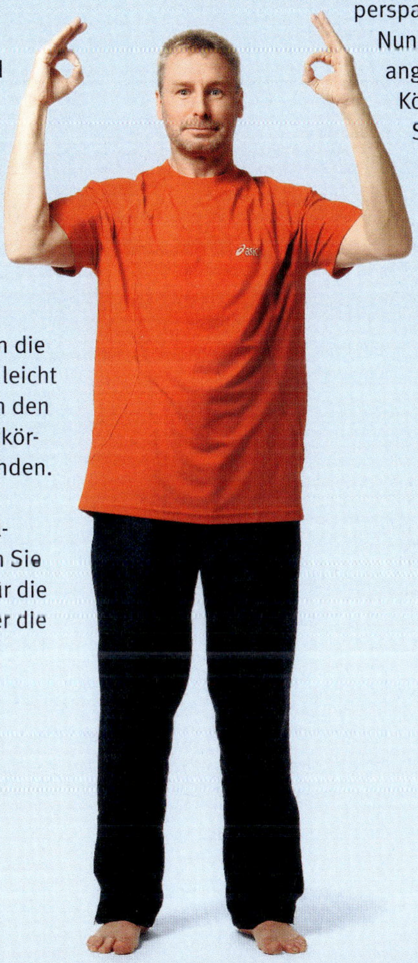

Danach die Strecker:
Halten Sie Daumen und Zeigefinger so zusammen, als ob Sie schnippen wollen. Bauen Sie Druck auf, sodass sich die Streckerseite des Unterarms anspannt. Lassen Sie die Spannung über die Armrückseite zu den Schulterblättern laufen. Ziehen Sie die Schulterblätter zur Wirbelsäule, kneifen den Po fest zusammen, strecken die Knie und ziehen die Zehen zur Decke. Halten Sie diese Ganzkörperspannung 5 Sekunden: Nun ist die Muskelkette angespannt, die Ihren Körper aufrichtet, und Sie spüren es bis in die Haarspitzen.

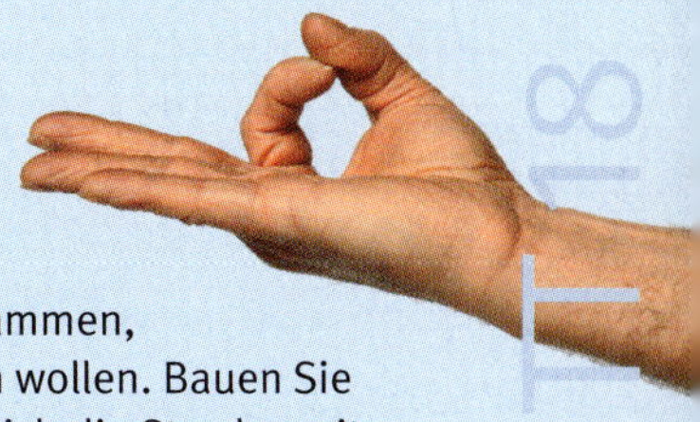

Nach dem Lockern kommen der Mittel- und dann der Ringfinger im 2. und 3. Durchgang dran.

Einzelkämpfer oder Rudeltier?

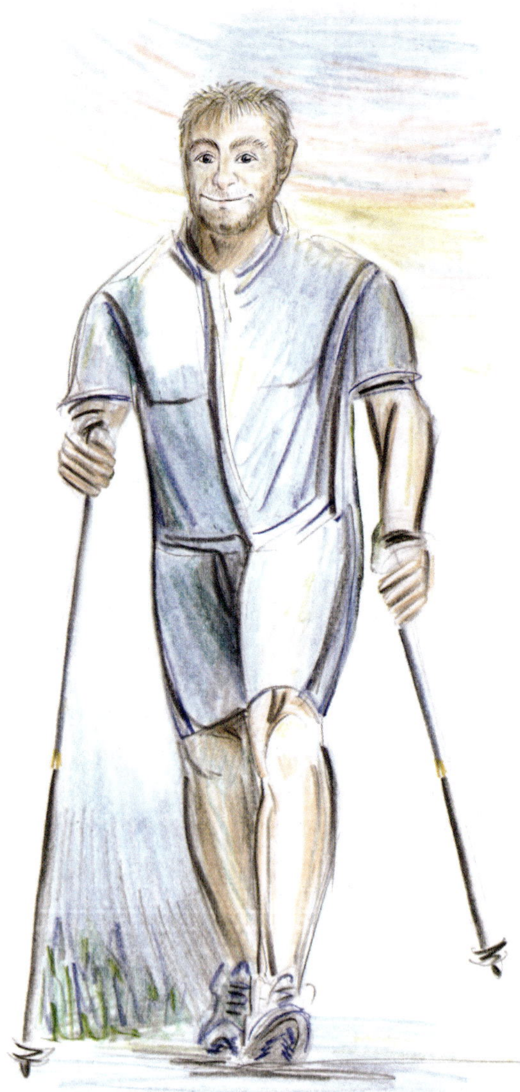

Die letzten Monate hatten es in sich gehabt: Das erste Mal seit Jahrzehnten stand ich ohne Frau da, das erste Mal im Leben hatte ich mit einer ernsthaften Erkrankung zu kämpfen und das erste Mal in meinem Berufsleben musste, nein konnte ich erkennen, dass man im Büro auch ohne mich zurechtkam. Nun, die körperlichen Schwierigkeiten hatte ich weggesteckt. Zumindest fühlte ich mich wieder stark und sicher. Auch konnte mein treuer Hausarzt Dr. Rehberg keine Probleme mehr erkennen. Dass meine Mitarbeiter im Büro nun selbstständig Entscheidungen trafen und diese auch noch mit guten Argumenten belegen konnten, hätte mich früher verunsichert. Heute erfüllte es mich mit Stolz. Gutes Team! Doch musste ich zugeben, dass mich die Trennung von Sabine nicht nur in meinen Träumen weiterhin beschäftigte und gefangen nahm. Ich ahnte, dass ich ein großer Verdränger war. So hatte ich ja auch die Trennung nicht vorhergesehen, die mich wie ein Schlag traf. Und bis jetzt hatte ich sie noch nicht überwunden. Sabine fehlte mir, nicht nur in den praktischen Dingen.

AUS DER PRAXIS

Von den Tieren lernen: Hautkontakt schafft Stabilität

Babys, die in den ersten Monaten nicht ausreichend Hautkontakt erleben, gedeihen schlechter und sind infektanfälliger. Auch zeigen sie in ihrer weiteren Entwicklung häufiger Verhaltensstörungen mit hohem Aggressionspotential. Diese Erkenntnisse sind schon lange bekannt. Nun wurde festgestellt, dass etliche Hauterkrankungen wie Neurodermitis, Schuppenflechte oder Akne oft nach übergroßem Stress auftreten. Insbesondere Einsamkeit, das heißt, fehlender Körperkontakt in der seelischen Belastungssituation soll den Ausbruch dieser Hauterkrankungen unterstützen. Offensichtlich brauchen nicht nur Babys für ihre Entwicklung die Nähe von anderen Menschen. Auch Erwachsene suchen harmonische Beziehungen, um Stress abzubauen, um sich in ihrer Haut wieder wohl zu fühlen. Manchmal kann eine Massage oder die Umarmung eines vertrauten Menschen Defizite abbauen.

Wieder Boden unter den Füßen?

Einkaufen und Saubermachen hatte ich inzwischen weitgehend im Griff, wenngleich die Wahl des richtigen Reinigungsmittels für den jeweiligen Boden einige unnötige Probekäufe mit sich brachte. Auch das Wäschewaschen hatte die Neueinfärbung einiger Hemden zur Folge, was von Petra, der besten Sekretärin der Welt, prompt mit den Worten kommentiert wurde: „Rosa ist im Moment ja wieder im Kommen." Dabei nahm sie mich lachend in den Arm und ich spürte, dass mir diese Fürsorge richtig gut tat. Dass meine beiden Lieblingspullover nach der Wäsche die Kleidergröße gewechselt hatten, stimmte mich da schon weitaus verdrossener. Ein Problem stellte auch die Auswahl der passenden Krawatte zum richtigen Hemd dar. So hatte ich mich mit Petra dahingehend geeinigt, dass sie einige Krawatten in Universalfarben als Reserve im Büro bereithielt. Wenn ich dann mal wieder total danebengriff, konnte sie schnell aushelfen. Ich machte mir heimlich einen Spickzettel, auf dem ich die von ihr akzeptierten Kombinationen festhielt.

Doch mir fehlte was ...

Alles konnte man lernen, nur wenn ich dann abends allein im Bett lag, vermisste ich einfach den vertrauten Menschen neben mir. Mein Geist hatte zwar verstanden, dass es vorbei war. Das letzte Telefonat mit Sabine hatte dies auch eindeutig belegt. Aber ich vermisste diese flüchtige Zärtlichkeit, wenn wir

Gemeinschaftliche Aktivitäten verbessern die psychische Stabilität

Menschen brauchen Gemeinschaft, auch in einer Zeit, die die Individualität und den persönlichen Freiheitsdrang hoch hält. Die Zahl der Singles nimmt in allen Altersschichten zu. In Hamburg machen inzwischen $^{2}/_{3}$ aller Wohnungen 1-Personen-Haushalte aus, meist nicht gewünscht. Dabei braucht der Mensch gemäß seiner Entwicklung die Gemeinschaft, um psychische Stabilität zu bewahren. Wie tief verwurzelt diese Grundbedürfnisse sind, lässt sich daran erkennen, dass die nonverbale Kommunikation – also der zwischenmenschliche Austausch, der durch Gestik, Mimik und Haltung gestaltet wird – in einer persönlichen Begegnung mehr Informationen vermittelt als das gesprochene Wort.

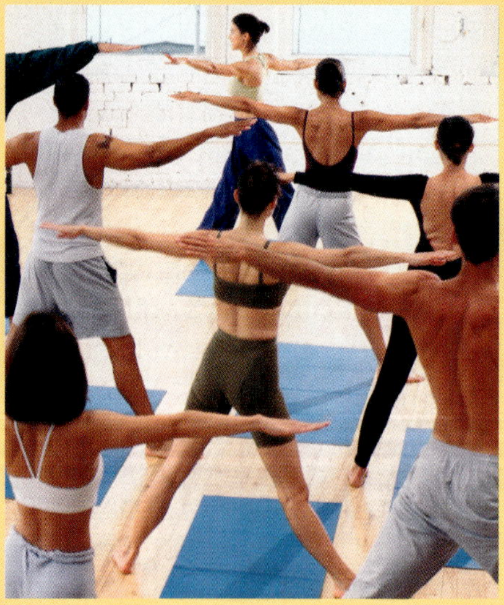

Gleich geschaltete Bewegungen schaffen Sympathie

Die nonverbale Kommunikation beschränkt sich nicht nur auf das „Reden mit Händen und Gesichtsausdruck“, auch abgestimmte Bewegungsmuster spielen eine bedeutende Rolle. Dies können Sie auf jeder Stehparty selbst erkunden. Beobachten Sie bei nächster Gelegenheit Ihnen völlig unbekannte Besucher. Vertraute Personen synchronisieren ihre Bewegungen, ohne dass sie es merken. Nippt der eine am Sektglas, macht es der andere ebenso. Verlagert der eine Gesprächspartner sein Gewicht auf ein Bein, tut es der andere genauso. Sie signalisieren damit dem anderen unterbewusst Sympathie und Freundschaft. Die Weichen für dieses Verhalten werden durch die Synchronisation der Bewegungen gestellt.

Kontakte knüpfen

Die geschulte Gesprächsführung geht schon längst auf diese Zusammenhänge ein. Auch Sie können diese Erkenntnisse durchaus nutzen, um gewünschte Kontakte schneller zu finden. In Verbindung mit sportlicher Betätigung ist dies besonders einfach. In einer Mannschaft zu spielen, schafft automatisch Vertrauen. Dies gilt auch für lockere Zusammenkünfte wie Lauftreffs oder Gruppen im Fitnessstudio. Man kommt sich leichter näher, weil man die gleiche körperliche Betätigung erlebt.

uns in der Wohnung begegneten. Sabines Zuspruch, wenn ich betrübt war. Und ich vermisste es, abends im Bett ihre Haut zu spüren. Dabei ging es mir gar nicht um meine sexuelle Befriedigung, auch wenn mir das keine Frau glauben würde. Die Vertrautheit fehlte.

„Das wird noch einige Monate dauern“, meinte Frau Dr. Steiner. Ich war mir nicht sicher, ob sie wirklich verstand, was ich meinte. Doch ich konnte mich nicht beklagen. Ich hatte viele Menschen schätzen gelernt, die für mich da waren, als ich Hilfe brauchte. Was wäre aus mir geworden, hätte ich in den letzten Monaten nicht Frank, Kerstin, Dr. Rehberg, ja selbst Frau Dr. Steiner erlebt? In jeder Krise liegt auch eine Chance! So lautet der Lieblingsspruch meines Vorbilds Winston Churchill. Und es war wohltuend, auch einfach nur Zeit für andere zu haben und sich der Sympathie vertrauter Menschen sicher zu sein.

Profi-Tipp

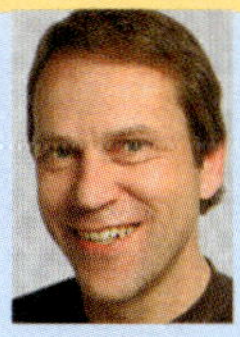

Sympathien schaffen
Will man als Rudeltier seine Sympathiewerte verbessern, sollte man sich persönliche Dinge seiner Mitstreiter merken. Helmut Kohl hat zu Beginn seiner Karriere die Vornamen der Kinder von Parteifreunden gepaukt. Das hat Eindruck gemacht. Merken Sie sich die Geburtstage von Freunden, das wäre ein Anfang.

Den Anschluss wieder gefunden

Michael rief gleich am Tag nach unserem Kneipenbummel an und sagte, wie nett es gewesen sei, mal wieder mit mir zu reden. Er hatte auch schon genaue Pläne im Kopf. Er wollte mit mir und all den alten Fußballkumpels von früher ein Wiedersehen mit einer Skigaudi im kommenden Winter verbinden. Ich verheimlichte ihm natürlich, dass ich gar nicht Ski fahren konnte, fand die Idee aber durchaus bestechend. Mit Freunden etwas zu unternehmen, das hatte ich in den letzten Monaten ziemlich vernachlässigt.

Beim nächsten Treffen mit Frank kamen wir auf das Thema Freunde dann zufällig zu sprechen. Frank konnte meine Bedürfnisse nach Gemeinschaft mal wieder schlüssig erklären. Es überraschte mich stets auf Neue, wie tiefgrundig er war und wie viel Lebensweisheit er doch besaß. Denn was er sagte, hatte wieder mal Hand und Fuß. „Eigentlich sind wir Menschen Rudeltiere und nur ungern Einzelkämpfer. Aber selbst Einzelkämpfer brauchen ihr Team, ihren Rückhalt. Schau dir den Sport an!“, erklärte er mir.

Wissen

Wir brauchen unsere Mitmenschen
Wir sind ganz offensichtlich auf unsere Mitmenschen angewiesen. Wir brauchen die einen, um uns zu reiben, aber auch die anderen, um uns anzulehnen. Wir brauchen sie, um uns anspornen zu lassen, um den Mut zu haben, neue Wege zu gehen. Wir brauchen sie aber auch, um selbst Kraft und Trost zu spenden.

Als Sieger vom Platz gehen

„Kein Sportler kann an seine Grenzen gehen, Höchstleistung erbringen, wenn er nicht von der eigenen Mannschaft angefeuert, aber auch vom Gegner angetrieben wird", erklärte mir Frank. „Ob Marathonläufer oder Fußballspieler, ob Bogenschütze oder Tennisspieler, sie alle brauchen die Unterstützung des Trainers und der Mitstreiter, um besser zu werden und um durch Tiefen und Niederlagen gehen zu können. Natürlich gibt es im Sport auch Konflikte. Die Presse lebt davon. Aber wir haben gelernt diese Konflikte zu bewältigen, weil anders als im richtigen Leben das Ziel immer vor Augen steht und weil jeder weiß, dass er den anderen braucht. Ähnlich ist es mit dem Sport, wie wir ihn betreiben, just for fun, Gesundheitssport. Auch wir können einen Partner gebrauchen. Der größte Nutzen kommt aus der Regelmäßigkeit. Aber nicht jeder Tag ist gleich. Es gibt Tage, da habe auch ich keine Lust, gerade im Winter, gerade wenn es regnet oder Termine drängen. Dann hilft es mir, wenn ich weiß, dass es anderen auch so geht. Vielleicht verabredet man sich zum gemeinsamen Training, einmal die Woche. Das kann Ansporn sein dranzubleiben. Oder man freut sich auf die warme Dusche nach dem Kampf. Auf jeden Fall wissen wir, im Gesundheitssport gehst du immer als Sieger vom Platz. Und dieses Gefühl trägt dich praktisch durch den Tag. Es färbt ab, es überträgt sich auf deine ganzen anderen Aufgaben, ob im Beruf oder auch privat. Wer schon einen Kampf am Tag gewonnen hat, der traut sich auch mit größerer Gelassenheit an den nächsten, glaub mir."

Durchgestartet

Manchmal wirkten seine Worte schon ein wenig abgehoben. Aber er hatte Recht. Nach einem strammen Walkingtrip morgens durch den Stadtpark fühlte ich mich kräftiger. Danach fiel es mir leichter, selbst die unangenehmen Dinge anzupacken und zu erledigen, die sich tagtäglich auf meinem Schreibtisch drängten. Eine weitere Sache erkannte ich erst mit der Zeit. Beim sanften Ausdauertraining, ob Walking, Joggen oder Fahrradfahren, wurde mir der Kopf freier. Ich kam ins Nachdenken, aber nicht ins Grübeln. Meine grauen Zellen sahen selbst verfahrene Situationen plötzlich in einem ganz neuen Licht. Da ich zu den überzeugten Couch Potatoes gehörte und Training ja eigentlich ablehnte, nannte ich meinen morgendlichen Marsch meine „Gehirnwäsche“. Das klang akzeptabler. Anschließend folgte dann die körperliche Wäsche. Manchmal, wenn ich im Stadtpark so meinen Gedanken nachhing, drehte ich einfach noch eine zweite Runde, weil ich gespannt war, was sich in meinem Kopf noch alles entwickeln würde.

Wiedersehen mit Herzklopfen

Und es war auch ein solcher Morgen, an dem ich mich mit Walken in Schwung gebracht hatte, als ich den Mut fand, mit Sabine endlich die Trennung zu regeln. Gott sei Dank waren unsere Kinder inzwischen erwachsen und aus dem Haus, sodass uns diese Sorgen erspart blieben. Dennoch gab es viele unangenehme finanzielle Dinge zu besprechen. Sabine hatte sich inzwischen eine kleine Wohnung in der Stadt genommen. Eines nahen Tages stand ich dann mit einem Strauß Blumen vor ihrer Tür. Ich zitterte in den Knien. Rasch erinnerte ich mich aber an die neue Kraft in meinen Oberschenkeln, richtete mein Kreuz auf und klingelte.

Wissen

Blumen erhalten die Freundschaft

Blumen schenken wirkt intensiver als einen Kaffee oder ein Bier auszugeben. Bekommt man Blumen geschenkt, hält die Erinnerung an diese Geste deutlich länger an (laut Statistik mehr als 14 Tage), als wenn Besucher eine Flasche Wein mitbringen. Die Wissenschaftler sind sich noch nicht einig, warum das so ist. Aber es wirkt auch bei Männern.

War da noch was?

Das Gespräch mit Sabine war entspannter als erwartet. Wir konnten im ruhigen Ton miteinander reden und viele Punkte abhaken, die auf meiner „To-do-Liste“ standen. Keiner wollte den anderen schädigen oder gar in Schwierigkeiten bringen. Manchmal lachten wir sogar. Vor allem, als es darum ging, gemeinsam erhaltende Geschenke aufzuteilen, die wir beide nicht mochten, Das Kaffeeservice von Tante Sophie musste letztlich ich nehmen, da es nun halt mal meine Tante war. Am Ende hatte ich das Gefühl, sie mochte mich noch ein bisschen, aber ich wollte mir keine falsche Hoffnung machen. Die Trennung war besiegelt. Sabine hatte einen neuen Weg gewählt und schien auch gut zurechtzukommen. Und ich auch! Auf jeden Fall ging ich an diesem Abend mit einem Lächeln auf den Lippen und einem Gefühl voller Kraft und Energie ins Bett.

Lauf- und Walkingtreff

Wenn man Couch Potatoes schon zu sportlicher Aktivität motiviert, sollte man ihnen nicht vorenthalten, dass sich das körperliche Wohlbefinden in der Gemeinschaft mit Gleichgesinnten nochmals steigern lässt. Vielleicht haben Sie ja in Ihrer Jugend eine Mannschaftssportart gespielt und denken noch heute manchmal an die Freude über gemeinschaftliche Siege. Das hat sicher zu Ihrer Persönlichkeitsentwicklung beigetragen. Es hat aber in der konkreten Situation auch Leistungsreserven freigesetzt, die Sie sonst nicht hätten mobilisieren können.

Motiviert durch die Gruppe

Haben Sie durch berufliche oder familiäre Pflichten, den Kontakt zu den eher kämpferischen Sportarten verloren, so müssen Sie dennoch nicht auf die angesprochenen Gruppenerlebnisse verzichten. Viele Sportvereine haben inzwischen den Gesundheitssport entdeckt und bieten vielfältige Möglichkeiten an. So sind beispielsweise Lauf- oder Walkingtreffs eine Chance, durch das Gruppenerlebnis zusätzlich motiviert zu werden, um dranzubleiben. Zugleich lernen Sie dort die richtige Technik und können von den Erfahrungen anderer profitieren.

Kein falscher Ehrgeiz

Machen Sie aber nicht den Fehler und orientieren Sie sich an den Besten, aus falschem Ehrgeiz. Es geht ums Wohlfühlen, nicht um Leistungssport. Suchen Sie sich am Anfang bewusst eine Anfängergruppe. Aufsteigen können Sie immer noch. Und wenn Sie sich mal unterfordert fühlen, freuen Sie sich über Ihre Stärke. Lieber mal König unter den Schwachen sein als Schwacher unter den Königen.

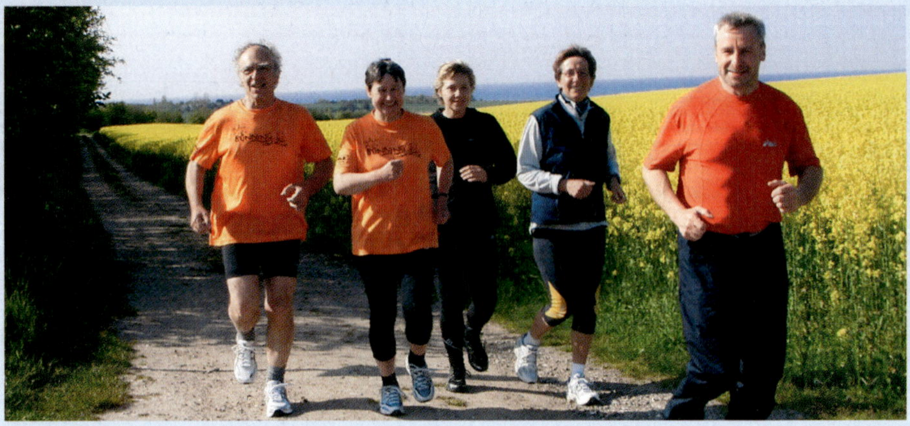

Auf der Suche nach dem Glück

Neulich fand wieder ein Meeting im Konzern statt. Diesmal fuhr ich mit dem Auto hin. Nach der zuletzt gemachten Bahn-Erfahrung die stressfreiere Lösung. Unser neuer, jung-dynamischer Marketingleiter hatte wieder seinen Auftritt. Mein Eindruck war zunächst vernichtend. Nicht nur, dass er uns – um seine Dynamik zu unterstreichen – voll durchtrainiert erschien. Nein, zu allem Überfluss war er auch noch, wie sich das heute gehörte, Freizeitjogger. Das fand ich schon übertrieben. Hätte Walking nicht gereicht? Aber er gewann Sympathien, als er uns erzählte, wie er Joggen als nützliches Ausdauertraining entdeckt hatte. Wir alten Hasen, die meisten um die fünfzig mit entsprechendem Wohlstandsbauch, krumm gesessen am Schreibtisch, hatten natürlich einen langweiligen Vortrag von einem selbstgefälligen Jungspund erwartet.

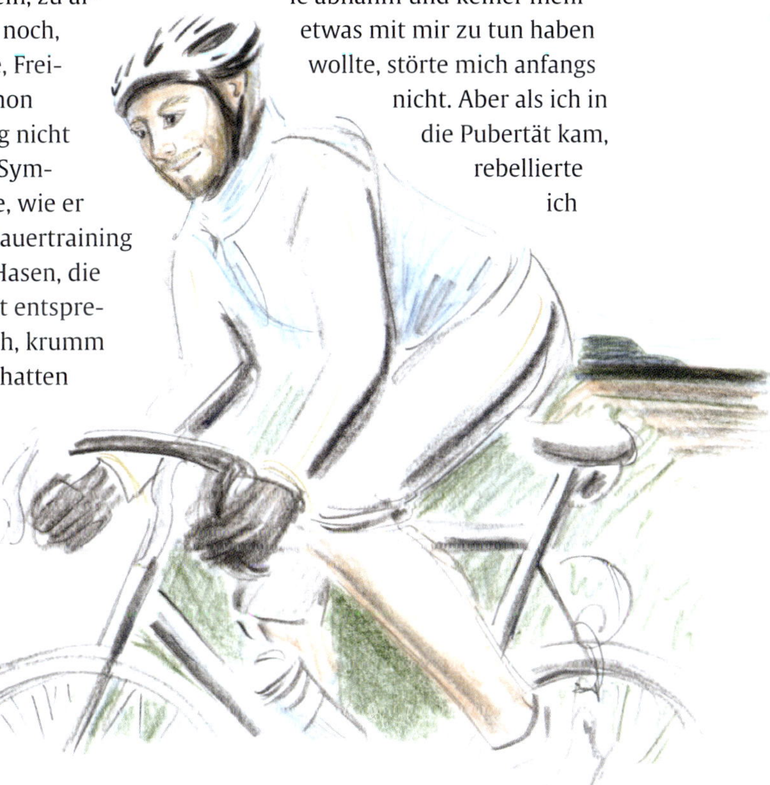

Vom hässlichen Entlein zum Schwan

Er erzählte: „Ich war als Kind rund und pummelig. Beim Fußballspielen wurde ich immer als Letzter gewählt und dann meist ins Tor gestellt. Sport fand ich langweilig. Stattdessen konnte ich stundenlang, meist mit einer Chipstüte in der Hand, am Fluss sitzen und dem Spiel des Wassers zuschauen. Dass meine Akzeptanz unter meinen Freunden mit zunehmender Körperfülle abnahm und keiner mehr etwas mit mir zu tun haben wollte, störte mich anfangs nicht. Aber als ich in die Pubertät kam, rebellierte ich

Wissen

Was ist Glück?
Auf der Suche nach dem großen Glück sind wir oft fixiert auf äußere Wertmaßstäbe wie Geld, Macht und andere Formen des Reichtums. Das erkennt man an den Dingen, die Glück beschreiben. Doch bei den vermeintlich „Reichen" ist weder die Scheidungsrate noch das Erkrankungsrisiko niedriger oder die Lebenserwartung höher als bei anderen Gesellschaftsgruppen, ausgenommen in Ländern, wo Hunger und mangelnde Hygiene herrschen.

gegen meinen Körper und entwickelte eine handfeste Magersucht, die mich bis in die Klinik führte. Meine Eltern waren verzweifelt. Erst als ein väterlicher Freund Vertrauen zu mir aufbaute und mich völlig entspannt an körperliche Aktivitäten gewöhnte, begann ich mich langsam zu akzeptieren und am Funktionieren meines Körpers Freude zu entwickeln. Durch die physische Herausforderung regulierte sich allmählich auch mein Essverhalten, ich bekam neue Kraft und Selbstvertrauen. Heute erlebe ich Sport in erster Linie als Möglichkeit, das Verhältnis zwischen Kopf und Körper wieder in Ordnung zu bringen, wenn es durch äußere Einflüsse bedroht wird. Scheinbar dringende Probleme bekommen wieder ihren wahren Stellenwert und ich lasse mich durch die Schwierigkeiten des Alltags nicht mehr von dem ablenken, was mich wirklich glücklich macht. Ich erzähle Ihnen das, um Ihnen Mut zu machen, damit Sie einfach mal loslaufen, wenn Ihnen vor lauter Arbeit wieder der Kopf raucht."

Diese Geschichte beeindruckte uns sehr, hatten wir uns doch alle in unserem Urteil über diesen Menschen getäuscht. Und ich war stolz, dass ich fast nebenbei, nur durch bewusstes Essen fünf Kilo meines Gewichtes verloren hatte. Es ärgerte mich schon, dass keiner meiner werten Kollegen mich auf meinen persönlichen Erfolg ansprach. Es hätte meinem Selbstwertgefühl gut getan. Dann kam das Festbankett, alles nur vom Feinsten, und zwei Kilo waren nach den zwei Tagen wieder drauf. Manchmal war es zum Verzweifeln.

Die Fäden wieder in der Hand?

Obwohl – eigentlich lief alles prima. Der Stress der vergangenen Wochen schien beinahe wie weggeblasen. Die Arbeit war nicht weniger geworden, aber sie ließ sich leichter regeln. Überhaupt hatte ich den Eindruck, dass in meinem Büro eine neue Gelassenheit eingezogen war. Neue Vorschriften und

Gesetze, neue Formulare oder schwierige Kunden konnten mir nichts mehr anhaben. Na ja, fast nichts! Und irgendwie übertrug sich meine positive Stimmung auch auf meine Mitarbeiter. Petra war köstlich. Sie zelebrierte mittags immer neue Kreationen von Salaten. Dafür belohnte ich sie mit einer neuen Kücheneinrichtung in unserem Büro, hinterhältig oder? Mein neuer Mitarbeiter, Schultze hieß er übrigens, hatte sich inzwischen gut integriert. Aber es war wohl so, dass ich mich eher auf ihn als er sich auf mich eingestellt hatte. Aber das belastete mich kaum. Die Arbeit machte wieder richtig Spaß. Und der Erfolg war spürbar. Mein Herzrasen war nur noch einmal kurz aufgetreten.

Es hätte so weitergehen können

Dr. Rehberg beruhigte mich und meinte, ich sei auf einem guten Weg. Als er hörte, dass ich mir kürzlich zwei Kilo wieder ruck, zuck draufgefuttert hatte, grinste er nur, nicht ohne einen Seitenblick auf seinen eigenen Bauch. Was sollte er auch sagen? Jeden Morgen ging es in den Stadtpark. Mal walkte ich mit den Stöcken. Die Blicke der Passanten irritierten mich nun längst nicht mehr. Nur wenn ich hin und wieder nachmittags unterwegs war und die Jugendlichen auf den Bänken saßen, ließ ich die Stöcke dann doch lieber zu Hause. Mal walkte ich mit Hanteln, mal joggte ich auch ganz leicht durch den Park.

Und wenn es regnete, dann hüpfte ich ein bisschen auf diesem modernen Trampolin mit den hoch elastischen Gummibändern. Immer gerade so, dass es ein wenig Schweiß treibend war. Schließlich wollte ich ja auch Erfolg sehen. Sonntags war ich oft mit dem Fahrrad unterwegs. Hatte mir ein neues Rad gekauft, war nicht ganz billig, mit 21 Gängen. Es machte aber Spaß, wenn die Kraft der Oberschenkel sich ohne Quietschen oder andere Reibungsverluste auf die Räder übertrug.

AUS DER PRAXIS

Rücken- und gelenkschonend: Trampolinschwingen

Eigentlich gibt es ja kein schlechtes Wetter, sondern nur unpassende Kleidung. Wenn Sie in der dunklen Jahreszeit oder bei Regen trotzdem mal nicht raus wollen, gibt es ein Mini-Trampolin, das sich ideal furs Ausdauertraining drinnen nutzen lässt. Das Tuch wird, anders als bei herkömmlichen Mini-Trampolinen, nicht mit Stahlfedern gespannt, sondern mit hoch elastischen Gummis. Darauf springen Sie nicht, sondern Sie schwingen. Der besondere Schwung regt alle Muskeln des Körpers an, sodass Kalorienverbrauch und Herz-Kreislauf-Wirkung sehr hoch sind. Die Bezugsquelle finden Sie im Anhang.

Wo leben die glücklichsten Menschen?

Beständige Gesundheit in ihrer Komplexität wird nicht nur von den äußeren Umständen beeinflusst, in denen die Menschen leben. Auch die psychische Stabilität ist ein wichtiges Kriterium der Beurteilung. Um herauszufinden, wie weit das persönlich empfundene Glück dabei eine Rolle spielt und wo die glücklichsten Menschen der Welt leben, schickte die renommierte „London School of Economics" ein Expertenteam um die Welt: Psychologen, Soziologen, Epidemiologen und Statistiker bereisten 54 Länder der Erde und suchten eine Antwort auf diese Frage. Auch wenn Zweifel aufkommen mögen, ob solche Studien überhaupt in der Lage sind, die Wahrheit herauszufinden, so ist die Fragestellung unbedingt einen Gedanken wert.
Das Expertenteam der WHO bewertete bei dieser Studie auch Deutschland. Statistisch gesehen war unser Land damals das achtreichste Land der Erde. Wenn Glück etwas mit Reichtum zu tun hat, müssten wir also auf den vorderen Plätzen zu finden sein. Wie Sie schon ahnen, konnte sich diese Vermutung nicht bestätigen. Deutschland landete auf Platz 42. Frustriert oder bestätigt?

Wo ist das Glück zu Hause?

Die glücklichsten Menschen der Welt leben nach dieser Untersuchung in Bangladesch, dem ärmsten der armen Länder. Dort, wo jedes Jahr der Monsunregen für Überschwemmungen sorgt und die Hütten der Bewohner weggespült werden, wo noch existenzielle Not herrscht, dort soll das Glück zu Hause sein? Zweifel sind berechtigterweise angebracht.

Wo leben die glücklichsten Menschen?

1. Bangladesch
2. Aserbaidschan
3. Nigeria
37. Frankreich
42. Deutschland
44. Japan
46. USA

Doch man fand interessanterweise auch heraus, dass Glück in der ganzen Welt nicht nur unabhängig von Reichtum bewertet wird. Glück hat, so persönlich die Einschätzung auch empfunden sein mag, entscheidend etwas mit den Beziehungen der Menschen zu den Mitmenschen zu tun. Und in Bangladesch scheinen diese Beziehungen trotz der offensichtlichen Not so fest zu sein, dass dies für die Menschen dort entscheidender ist als die Umstände, in denen sie leben. Ähnliche Untersuchungen haben diesen Sachverhalt bestätigt.

Dumm gelaufen

Doch dann kam der Hammer. Ich hatte einen Teil meines Geldes, das für meine Altersversorgung dienen sollte, in Aktien angelegt. Als Selbstständiger musste ich ja selbst vorsorgen. Da gab es keine BfA, zum Glück hatte ich immer gesagt, bis zu dem besagten Tag. Im Grunde war ich ja Finanzexperte, jedenfalls arbeitete ich als Versicherungsfachmann mit dem Geld meiner Kunden und musste vertrauensvoll damit umgehen. Und dann passierte es mir selbst, dass ich durch einen viel versprechenden Tipp in so ein Zukunftsunternehmen investierte und mit dem plötzlichen Bankrott dieses Unternehmens viel Geld verlor. Das konnte nicht wahr sein! Der Verlust des Geldes traf mich schon hart. Doch am meisten ärgerte ich mich über meine eigene Unvernunft, die ich bei anderen immer kritisierte. Ich war wie gelähmt. Gerade noch hatte ich das Gefühl, mein Leben wieder im Griff zu haben, dann diese Pleite.

Ein herber Rückschlag

All die guten Vorsätze, ja die schon erreichten guten Gewohnheiten stellte ich plötzlich wieder in Frage. Dieses Malheur ließ erneut ein Gefühl von Selbstmitleid in mir aufsteigen. Sollte sich denn das Glück nun ganz von mir abwenden? Leider machte ich einen zweiten Fehler, ich sprach mich nicht bei meinen Freunden aus, dazu war mir die Sache zu peinlich. Ich igelte mich ein und versuchte die Sache, so gut es ging, zu vertuschen. Doch meine Körperhaltung verriet natürlich den mir nahen Menschen, dass etwas nicht stimmte. Frank resignierte, weil ich die gemeinsamen Aktivitäten immer wieder mit fadenscheinigen Begründungen absagte. Selbst die gemeinsamen Fernsehabende fanden kaum noch statt. Zwangsläufig brach mein Trainingsplan zusammen, auf den ich so stolz war. Nur noch sporadisch absolvierte ich meine Übungen. Irgendwie musste Frank dann dieser Kerstin etwas

Profi-Tipp

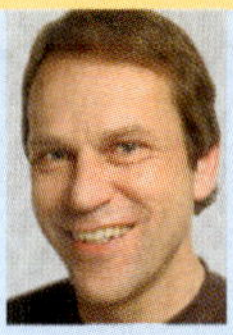

Nehmen Sie mal die Vogelperspektive ein

Ob die Waschmaschine plötzlich das Bad überschwemmt, das Auto die Laterne rammt oder das Portemonnaie kurz nach dem Besuch am Geldautomaten verloren geht, ständig gibt es Ärgernisse, die einem das Leben schwer machen. Versuchen Sie in solchen Fällen die Vogelperspektive einzunehmen! Schweben Sie wie ein Adler über Ihrem Leben und relativieren Sie das Ärgernis. Was bedeutet der Verlust schon in Anbetracht Ihres Lebens? Bleiben Sie gelassen. Es lohnt sich.

gesteckt haben. Jedenfalls meldete sie sich bei mir und bat mich, sie doch am übernächsten Freitag mit ihrer Tochter in den nahe gelegenen Freizeitpark zu begleiten. Ihr wurde vom häufigen Karussellfahren jedes Mal schlecht, doch ihre Tochter bedrängte sie immer so sehr und nun erhoffte sie von mir Hilfe.

Rauf und runter – immer wieder

Als dusseliger Mann roch ich den Braten nicht und ging auf ihre Bitte ein. Da die Touristen den Freizeitpark wochentags nicht in den Scharen bevölkerten wie am Wochenende, waren die Achterbahnen und Aerojets und all die anderen Versionen von Menschenschleudern nicht ausgelastet. So saß ich mit Kerstins Tochter ständig in einem dieser Fahrzeuge und war nach einiger Zeit dem Kreislaufkollaps nahe. Schuldbewusst brach Kerstin die Unternehmung ab. In ihrer bestimmenden Art, die ich schon früher erleben durfte, bestand sie darauf, mir bei ihr zu Hause wenigstens einen Kreislauf stärkenden Kaffee einzuflößen – bis ich wieder in der Lage war, für mich selbst zu sorgen.

Profi-Tipp

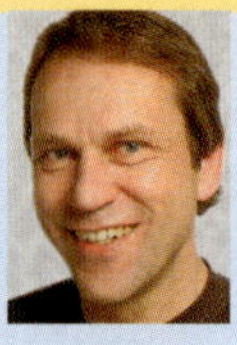

Beistand leisten ohne viel Worte

Es gibt Schicksalsschläge, die gehen an die Substanz. Insbesondere wenn nahe stehende Menschen betroffen sind. Leider verlernen wir es, dann den Betroffenen beizustehen. Wir wissen nicht, was wir sagen sollen. Doch Worte sind häufig gar nicht wichtig. Die Nähe des anderen Menschen ist oft Hilfe genug. Denken Sie an die nonverbale Kommunikation. Wichtig ist, dass wir da sind..

Raus aus der Sackgasse

Es tat gut, sich von zwei sympathischen weiblichen Wesen so bedienen zu lassen. Deswegen zögerte ich die Genesung meines Gleichgewichtsorgans an diesem Tag gern etwas hinaus. Später am Abend, nachdem die Kleine sich auch von mir mit einem Kuss verabschiedet hatte, redeten wir noch lange Zeit miteinander. Nein, an diesem Abend geschah außer Reden nichts, auch wenn ich begann, mir eine innigere Situation vorzustellen. Aber Kerstin verstand es, mich aus dem selbst gewählten Gefängnis meines Selbstmitleides zu locken. Ich konnte mich ihr anvertrauen, ohne um meinen guten Ruf fürchten zu müssen. Sie machte mir nur durch ihre Anwesenheit deutlich, dass es Wertvolleres im Leben gab als einen Batzen Geld. Ich merkte, wie gut mir das Gespräch mit Kerstin tat.

Fahrrad fahren

Früher war das Fahrrad ein notwendiges Fortbewegungsmittel für all jene, die sich kein Auto leisten konnten. Erst das gestiegene Fitness- und Umweltbewusstsein in den letzten Jahren hat dazu geführt, dass immer mehr Menschen sich wieder mit dem Fahrrad anfreunden und es in ihrer Freizeit neu entdecken.

Radfahren – ein Erlebnis

Beim Radfahren trainieren Sie große Muskelgruppen ohne hektische und damit Verletzungen bewirkende Bewegungen. Sie schonen die Gelenkknorpel ebenso wie die Bandscheiben. Nicht zu unterschätzen ist jedoch der Cocktail für Ihre Sinne, wenn Sie durch eine herrliche Landschaft radeln und der Wind Ihnen angenehm ins Gesicht bläst. Sicher gibt es auch in Ihrer Nähe noch unentdeckte Wege. Schauen Sie einfach mal unter www.adfc.de, bestimmt hat der Allgemeine Deutsche Fahrrad Club auch Routen in Ihrer Umgebung ausgearbeitet.

Radfahren hält Geist und Körper fit

Zählen Sie beim Radeln nicht die Kilometer, zumal unterschiedliches Gelände sehr unterschiedliche Anforderungen stellt. Fahren Sie fernab großer Verkehrswege und lassen Sie Ihren Gedanken freien Lauf, während Sie sich im gleichmäßigen Rhythmus vorwärts bewegen. Ihre Muskeln setzen die angestaute Energie frei und gleichzeitig wirkt die Bewegung wie ein Motor, der

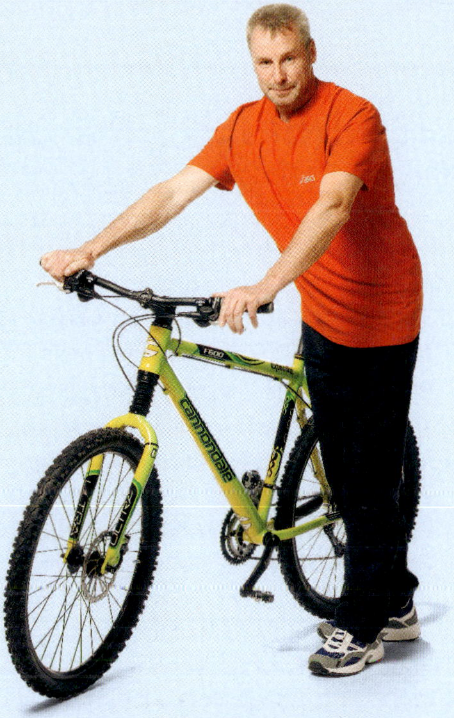

Ihnen wieder frischen Schwung bringt. Ihr Adrenalinpegel senkt sich und ein befreiendes Gefühl stellt sich ein.

Profi-Tipp

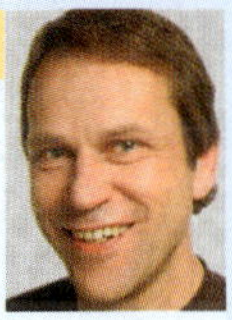

Neue Energie tanken

Auch beim Radeln gilt, sich nicht auszupowern, sondern den goldenen Mittelweg zu suchen. Dosieren Sie die Belastung immer so, dass Sie nicht in Atemnot geraten. Denn mäßige, aber regelmäßige Bewegung ist die beste Methode, unsere Batterien wieder aufzuladen, Stress abzubauen und den Kopf zu klären. Dann schlafen Sie auch mit Vorfreude auf den kommenden Tag gut gelaunt und zufrieden ein.

Ich bin ich und bleibe ich

Kerstin hatte mich herausgeholt aus meiner Höhle. Allmählich, wenngleich von Rückfällen begleitet, konnte ich mich aber von dem finanziellen Verlust gedanklich lösen. Bald fand ich auch wieder Zugang zu Frank und begann vorsichtig, mich an mein Couch-Potatoes-Programm heranzuwagen. Die Begegnungen mit Kerstin wiederholten sich und blieben immer spannend. Manchmal knisterte es, aber wir ließen uns Zeit. Jeder hatte seine Geschichte und musste lernen, dem anderen Zeit zu geben, diese zu verstehen. Auch wenn es unmodern klang, war uns das wichtiger als kurzzeitige Gefühlserlebnisse.

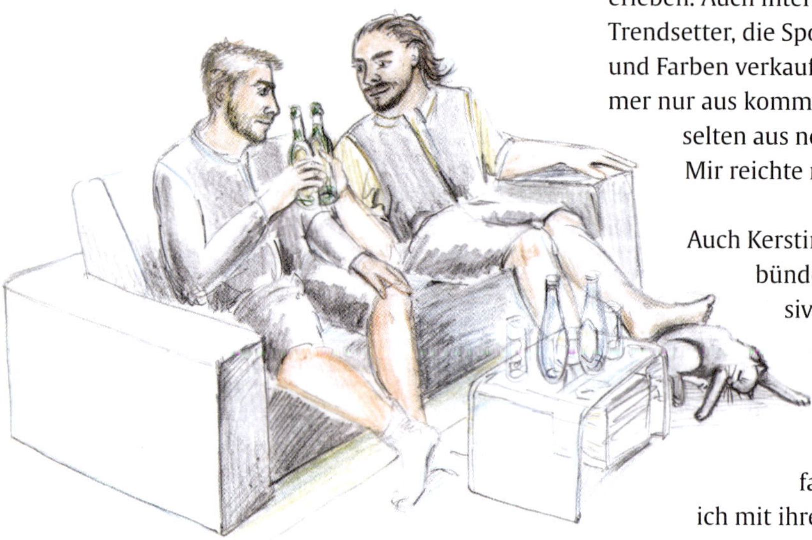

Dank der unendlichen Geduld von Frank fand ich schließlich wieder meinen Rhythmus. Fünfzehn Minuten Aktivität täglich, manchmal mehr, manchmal ohne. Auch das kam vor. Was ich aber vor allem erkannt hatte, war, ich brauchte mich nicht zu verdrehen. Ich konnte so bleiben, wie ich wollte. Wenn sich Frank manchmal austoben musste und eine ganze Stunde durch den Wald lief, konnte ich ihn mit Gelassenheit ziehen lassen. Ich musste nicht mit jüngeren Kerlen in einen Wettstreit treten. Das gute Gefühl danach, das Nachbrennen in der Muskulatur konnte ich auch mit meinem kleinen Training erleben. Auch interessierten mich keine Trendsetter, die Sport in neuen Formen und Farben verkaufen wollten – immer nur aus kommerziellen Gründen, selten aus neuen Erkenntnissen. Mir reichte mein Programm.

Auch Kerstin war ein Energiebündel, das Sport in intensiverer Form brauchte. Sie ging regelmäßig mit ihrer Freundin zum Squashspielen oder Inlinerfahren. Dann machte ich mit ihrer Tochter Hausaufgaben und erlebte die Bewunderung einer heranwachsenden kleinen Persönlichkeit hautnah. Übrigens hatte ich Norbert endgültig abgesagt. Tennis war nicht mehr mein Ding, mir reichten meine kleinen Hanteln und dann war gut.

Samstags lief nichts

Da waren keine sportlichen Aktivitäten angesagt, nur Fußball-Bundesliga im Fernsehen schauen. Da blieb ich nach wie vor ganz Distanzsportler. Meist traf ich mich mit Frank. Dann fachsimpelten wir und kommentierten die Spiele, dann waren wir oft besser als die Profis und freuten uns bei einer Flasche Bier über jedes Tor. Neulich fuhren wir gemeinsam ins Stadion und feuerten Hannover 96 an. Es war echt toll. Inzwischen war eine richtige Männerfreundschaft zwischen uns entstanden. Manchmal zeigte er mir auch neue Übungen, die ich dann in mein tägliches Krafttraining von fünf Minuten einbaute. Hin und wieder verabredeten wir uns auch zum Joggen oder Walken. In der letzten Zeit war es häufiger geworden. Kriselte es etwa in der Beziehung zur Zahnärztin? Ich war froh, dass ich Frank zum Freund hatte.

Profi-Tipp

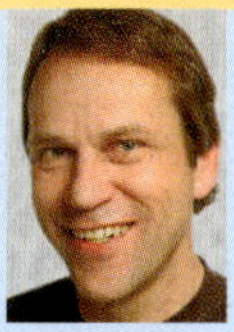

Fitnessstudio – es lohnt einen Versuch

Es ist durchaus sinnvoll, mal ein Probetraining in einem Fitnessstudio zu absolvieren. Das geht meist sogar kostenlos. Vielleicht steckt Sie diese Form moderner Körperertüchtigung ja an. Fachlicher Rat und angenehme Atmosphäre sollten aber selbstverständlich sein. Wenn's Ihnen nicht gefällt, bleiben immer noch die Hanteln. Doch Sie können sich ein Urteil bilden.

Ich war auf der richtigen Spur

Klar, es gab Tage, da kam ich nicht rechtzeitig aus dem Bett. Oder Tage, an denen ich mich quälen musste, um auf die Bahn zu kommen. Jedes Training war ein Kampf, auch wenn es nur um zehn Minuten ging. Wäre es nichts wert, hätte ich mich hinterher ja auch nicht als Sieger fühlen können! Meine lieben Mitmenschen spürten, dass bei mir etwas passiert war. Sie registrierten voller Anerkennung meine dann doch erneut einsetzende Gewichtsreduktion. Sie bemerkten auch, dass ich noch wach und konzentriert war, wenn andere bei langen Besprechungen oft schon müde waren.

Sicher gehörte zum Erfolg meiner Veränderung auch, dass ich mich während des ganzen Prozesses nicht verbogen

Stabile Gesundheit ist mehr als funktionierende Organe

Wenn wir unsere Gesundheit beurteilen, erheben wir diverse Messwerte, um die Funktion der einzelnen Organe zu beschreiben, und vergleichen sie mit den Normalwerten. Sind wir „normal", ist der Mensch gesund. Doch ob dieser Zustand auch morgen noch anhält, lässt sich nicht garantieren. Und wie schnell sich die Verhältnisse ändern können, davon berichtet dieses Buch. Stabile Gesundheit ist mehr als das einwandfreie Funktionieren der einzelnen Organe.

Für geregelten Lebensstil sorgen

Stabile Gesundheit ist immer das Produkt, die Folge eines Lebensstils, der den 3 entscheidenden Schwächen unseres gesellschaftlichen Verhaltens – Bewegungsarmut, falschem Essverhalten und psychosozialen Stressfaktoren – mit einem guten Konzept entgegentritt. Um Bewegungsarmut ausreichend vorzubeugen, genügen wenige Minuten am Tag. Unser Essverhalten sollte sich an Rahmenbedingungen orientieren, die Regelmäßigkeit und Ruhe beinhalten. Und psychosozialer Stress geht vor allem von ungeregelten Beziehungen in unserem Umfeld aus. Hier sind Kontaktpflege und Gemeinschaft das Ziel.

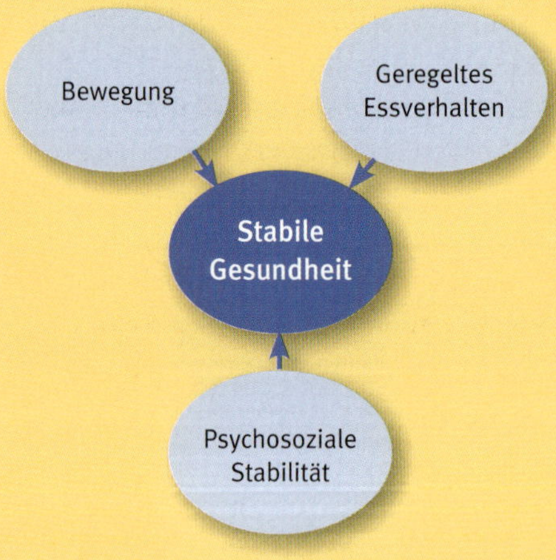

Gesundheit – unser höchstes Gut

Wer allen drei Gefahrenquellen mit einer ausgewogenen Konsequenz begegnet, erlebt eine stabilere Gesundheit, darf selbst bei schon vorhandenen Beschwerden Besserung erwarten. Zahlreiche Menschen konnten in der Umsetzung der dargestellten Tipps ihren Bluthochdruck normalisieren, den Blutzucker in den Griff bekommen und handfeste orthopädische Probleme lösen. Lebensqualität findet sich nicht wieder in der Abfolge von möglichst vielen Erlebnissen im Sinne der Spaßgesellschaft. Lebensqualität erwartet eine Ordnung, die dem faszinierenden Zusammenspiel unserer Kräfte bis ins hohe Alter gerecht wird.

hatte. Ich war und blieb ein Mensch, für den Gemütlichkeit, auf dem Sofa zu liegen und fernzusehen, ab und zu eine Flasche Bier oder ein Gespräch unter Freunden zur Zufriedenheit, ja zu meinem bescheidenen Glück dazugehörten. Gern konnten andere das langweilig finden. Das störte mich nicht. Ich hatte Stress genug im Beruf, ich brauchte nicht auch noch Stress in meiner Freizeit. Wenn man gemeinsam den Sport im Fernsehen anschauen konnte, umso besser, es ging aber auch alleine. Ab und an mal eine Party zu feiern oder eine nette Frau zum Essen einzuladen, gehörten da selbstverständlich mit dazu.

Hoch lebe die Gemütlichkeit

Doch ich wollte nicht jeden Tag von einem Freizeittermin zum anderen hetzen. Das war nicht mein Leben. Ich war mit Leib und Seele Couch Potatoe. Und dazu stand ich. Ich erlebte, wie ich mit minimalem Aufwand geistig und körperlich fit bleiben konnte, ohne auf die Bequemlichkeiten des 21. Jahrhunderts zu verzichten: Zehn Minuten Ausdauer- und fünf Minuten Krafttraining täglich sowie ab und zu ein bisschen Strecken lautete meine Formel. Das hatte ich verstanden. Ich überlegte schon, ob ich nicht einen Verein gründen sollte, die „Positiven Couch Potatoes“, PCP Hannover. Gern hätte ich meine Erfahrungen weitergegeben. Denn ich war mir sicher, dass viele, die eine ähnliche Situation wie ich erlebt hatten, Hilfe gebrauchen konnten. Aber das hatte Zeit. Demnächst begann ja die Spielpause in der Bundesliga. Dann konnte ich diesen Gedanken mal konkretisieren. Einstweilen blieb ich Couch Potatoe mit allen Höhen und Tiefen.

Wissen

Woraus besteht der Zuwachs?
Das Robert-Koch-Institut in Berlin hat festgestellt, dass die Deutschen im Durchschnitt ab dem 30. Lebensjahr jährlich ½ Kilogramm an Körpergewicht zunehmen, aber 1 % an Muskelmasse verlieren. Das sind in 10 Jahren 5 Kilo mehr an Gewicht, aber 10 % weniger Muskulatur. Was das zusätzliche Gewicht ausmacht, dürfte nicht schwer zu erraten sein.

Das „un“heimliche Training

„Gelernt ist gelernt“ könnte man sagen. Echten Couch Potatoes sind in ihrer Fantasie keine Grenzen gesetzt, wenn es darum geht, mit minimalem Aufwand die unbedingt notwendige körperliche Aktivität durchzuführen. Dieses Buch präsentiert Ihnen zahlreiche Übungen. Auch wenn Sie sich nicht für alle begeistern können, so werden Sie doch von einigen wegen ihrer Effektivität angetan sein. Jetzt kommt es einfach nur darauf an, dass Sie Ihr eigenes Programm finden, das in Ihren Alltag passt und Ihnen Spaß und Freude vermittelt. So wie wir das immer wieder zum Ausdruck bringen.

Wenn Sie Milliarden von Muskelzellen regelmäßig und effektiv in Aktion setzen, muss sich etwas verändern, in kleinen Schritten, aber mit Gewissheit. 21 Schritte sind Sie durch dieses Buch gegangen, manche wahrscheinlich erst gedanklich. Die nächsten Schritte gehen fast von selbst. Ist der Mensch erst in Fahrt, lässt er sich kaum noch bremsen. Wer aber in

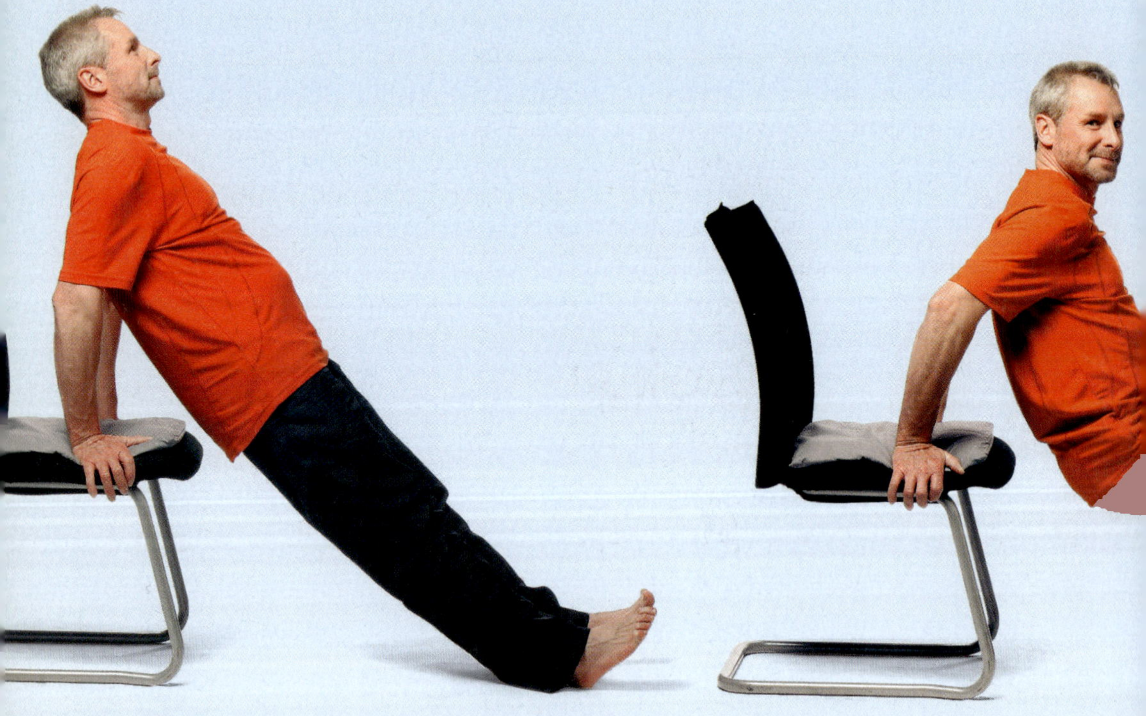

Bewegung kommt, für den verändert sich das Leben, weil die Dinge plötzlich einen anderen Blickwinkel bekommen. Nur wer stehen bleibt, für den bleibt das Leben auch stehen.

Wenn Sie neue Schritte finden, schreiben Sie uns. Wir nehmen dankbar jede neue Anregung entgegen. Wenn Sie nicht mehr weiter wissen, nehmen Sie einfach einen der schon bekannten 21 Schritte. Dann geht's sicher weiter. Viel Erfolg!

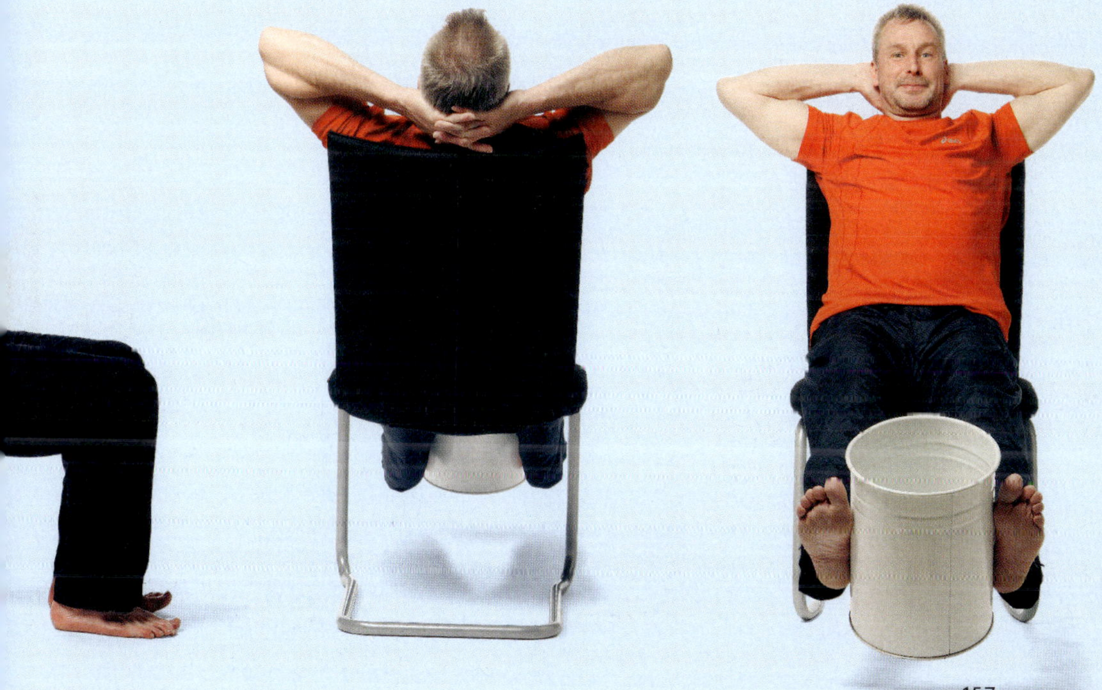

Anhang

Bezugsquellen

Hoch elastisches Trampolin
„Super Mover“
Mensch in Bewegung
Jahnhöhe 3
23701 Eutin
www.mensch-in-bewegung.de

Literatur

Ralf Dornieden: Wege zum Körperbewusstsein, R. Pflaum Verlag, ISBN 3-7905-0857-8

Dr. med. Thomas Ellrott/Birgit Ellrott: Fettfalle Fastfood, Umschau/Braus 2001, ISBN 3-8295-7121-6

Dr. med. Thomas Ellrott/Birgit Ellrott: Fettfalle Supermarkt, Umschau/Braus 2003, ISBN 3-8295-7156-9

Ludwig Geiger: Gesundheitstraining, BLV 1999, ISBN 3-405-15712-9

Daniel Goleman: Der Erfolgsquotient, Carl Hanser Verlag 1999, ISBN 3-446-19652-8

Gabriele Kautzmann: Krieg in unserem Körper, Zabert Sandmann 1998, ISBN 3-932023-10-2

Friedrich Kreuzriegler/Erwin Gollner/Harald Fichtner: Das ist Nordic Walking, Urban & Fischer 2002, ISBN 3-437-47410-3

Dean Ornish: Die revolutionäre Therapie: Heilen mit Liebe, Mosaik 1998, ISBN 3-576-11236-7

Dr. Detlef Pape/Dr. Rudolf Schwarz/Helmut Gillessen: gesund vital schlank, Deutscher Ärzte-Verlag 2001, ISBN 3-7691-1164-8

Udo Pollmer: Lexikon der populären Ernährungsirrtümer, Eichborn Verlag 2000, ISBN 3-8218-1615-5

Stichwortregister

Bibliografische Information der Deutschen Bibliothek
Die Deutsche Bibliothek verzeichnet diese Publikation in der Deutschen Nationalbibliografie; detaillierte bibliografische Daten sind im Internet über http://dnd.ddb.de abrufbar

Umschlaggestaltung und Layout:
CYCLUS · Visuelle Kommunikation

Programmplanung:
Dr. Elvira Weißmann-Orzlowski
Lektorat: Helga Kronthaler

Bildnachweis: Umschlagfoto vorn und hinten: getty und corbis (Fotomontage)
Fotos der Übungen: Fridhelm Volk, Stuttgart
S. 6, 60, 110: getty

Alle weiteren Fotos:
Archiv der Thieme Verlagsgruppe
Zeichnungen: Angelika Maertterer

Ein ganz besonderer Dank gilt dem Fahrradgeschäft „extrabike“, Glemsgaustraße 40 in 70499 Stuttgart, das uns für die Fotoaufnahmen das Fahrrad zur Verfügung stellte.

Oswald-Hesse-Straße 50 · 70469 Stuttgart
Printed in Germany

Satz: CYCLUS · Media Produktion
Druck: Westermann Druck Zwickau GmbH

ISBN 3-8304-2191-5 1 2 3 4 5 6